# 卫生应急管理人员模块化培训方案的开发与应用

王亚东　李香蕊　袁逸文　著

北京大学医学出版社

WEISHENG YINGJI GUANLI RENYUAN MOKUAIHUA PEIXUN FANGAN DE KAIFA YU YINGYONG

**图书在版编目（CIP）数据**

卫生应急管理人员模块化培训方案的开发与应用/王亚东，李香蕊，袁逸文著. —北京：北京大学医学出版社，2017.9

ISBN 978-7-5659-1603-8

Ⅰ. ①卫… Ⅱ. ①王… ②李… ③袁… Ⅲ. ①公共卫生—突发事件—卫生管理—管理人员—培训—中国 Ⅳ. ①R199.2

中国版本图书馆 CIP 数据核字（2017）第 094413 号

**卫生应急管理人员模块化培训方案的开发与应用**

---

**著　　：**王亚东　李香蕊　袁逸文

**出版发行：**北京大学医学出版社

**地　　址：**（100191）北京市海淀区学院路 38 号　北京大学医学部院内

**电　　话：**发行部 010-82802230；图书邮购 010-82802495

**网　　址：**http://www.pumpress.com.cn

**E - mail：**booksale@bjmu.edu.cn

**印　　刷：**北京佳信达欣艺术印刷有限公司

**经　　销：**新华书店

**责任编辑：**袁朝阳　**责任校对：**金彤文　**责任印制：**李　啸

**开　　本：**710mm×1000mm　1/16　**印张：**9.75　**字数：**194 千字

**版　　次：**2017 年 9 月第 1 版　2017 年 9 月第 1 次印刷

**书　　号：**ISBN 978-7-5659-1603-8

**定　　价：**35.00 元

# 前言

自2003年严重急性呼吸综合征（SARS）暴发流行以来，以传染病疫情为主要内容的突发公共卫生事件应急准备成为公共卫生工作的重要内容，受到政府和公众的广泛关注。有效提高卫生应急能力成为卫生工作的重点之一。

2010年，世界卫生组织（WHO）和原卫生部（现卫生和计划生育委员会，简称卫计委）卫生应急办公室（简称应急办）通过合作项目，拟开发一种旨在提高中国卫生应急管理人员能力的培训模式，并委托首都医科大学开展此项研究。首都医科大学卫生管理与教育学院课题组在WHO专家的帮助下，借助于现代教育与培训理论，在大量调查研究的基础上，针对成人培训的特点，以《国际卫生条例》确定的核心能力建设标准为依据，以卫生应急关键环节为基本内容，开发出适用于管理人员的模块化培训模式，并对全国31个省级卫生厅（局）应急办的管理人员进行系统培训。该模式按照卫生应急过程，将卫生应急知识体系分为多个模块，形成相对独立、理论与实践相结合的培训内容，通过理论教学、小组讨论、汇报与专家点评和模拟操练四个基本环节，使学员充分掌握本模块内容。通过对培训时、培训后1个月、3个月和6个月的跟踪评价，发现培训具有较好的效果，可提高卫生应急管理人员的工作能力。此后，在卫计委应急办的支持下，运用该模式已经连续开展了5期省级卫生应急管理人员培训，大大提高了各地卫生应急管理人员的能力。

本培训模式以模块为培训单元，可有效避免低水平重复培训，提高培训效率；通过对模块内容的不断补充与完善，实现知识更新。该培训模式适用于各级政府卫生应急管理人员和医疗卫生机构应急管理人员的培训。

该模式的开发过程得到了国家卫计委应急办各位领导的大力支持，梁万年主任、米艳萍处长、吴敬处长和李正懋处长亲自担任讲师；感谢WHO官员C. K. Lee，澳大利亚国立大学的Mahomed S. Patel给予本项目技术指导；感谢军事医学科学院陈文亮教授和张传本教授、哈尔滨医科大学吴群红教授、清华大学彭宗超教授、协和医科大学黄建始教授、中国健康教育中心解瑞谦研究员、中国疾病预防控制中心李群研究员对本培训模式研发的大力支持和技术援助；感谢首都医科大学的郭蕊、吴妮娜、李军、李星明、孟开、关丽征等老师，以及杨世兵、刘温文、滕菲、苏宁、刘巍、孔翼奕、王明亮等研究生在研究过程中的重要贡献。

由于国内鲜有卫生应急人员模块化培训的研究，我们在此研究领域的经验不足，致使本书中内容不尽完善，因此，衷心希望各位同行、专家和应急管理工作者对本书的错误或不当之处提出宝贵的意见，以便我们进行修改完善。

王亚东<br>2017 年 3 月

# 目 录

# 第一章 概 述

卫生应急是为了预防和减少突发公共卫生事件的发生，控制、减轻和消除突发公共卫生事件引起的严重社会危害，采取预防和准备、监测和预警、处置和救援、恢复和评估等措施，以及为控制和消除其他突发事件所引发的严重公共卫生和社会危害而采取紧急医学救援和卫生学处理的应急管理行为和活动。任何突发事件，不管是自然灾难、事故灾难还是社会安全事件，都会对人的健康和生命安全产生威胁，因此，卫生应急在各类突发事件处置中都发挥着重要的作用。自2003年SARS在北京等地暴发流行以来，我国的卫生应急体系建设与能力建设都取得了长足的进步，但与卫生应急需要相比仍存在较大差距，人员应急能力不足尤为明显，因此，迫切需要通过卫生应急培训来提高卫生应急人员的应急能力。《突发公共卫生事件应急条例》《全国卫生部门卫生应急管理工作规范（试行）》《国际卫生条例》及《国家突发公共卫生事件应急预案》等国家和世界卫生组织的政策法规，都强调卫生应急培训工作的重要性，原卫生部制订的卫生应急培训规划及培训大纲对开展卫生应急培训的对象、目标、内容、方式等进行了详细规定，全国各地也相继开展了卫生应急培训工作，并在培训的实践中不断探索和尝试各种新的培训模式，以改善培训效果，提高培训效率。

## 一、卫生应急管理人员培训

### （一）基本概念

**1. 应急管理**　应急管理是综合运用跨学科知识、技能和手段，研究在突发事件的预防、准备、响应、控制和恢复过程中，如何通过风险管理、优化决策、整合资源、协调行动等一系列活动和措施，实现预防、减少、控制风险，保护人们健康、生命和财产安全等目标而采取的一系列预防和应对策略及措施的过程。

**2. 卫生应急管理**　卫生应急管理是包括对突发公共卫生事件事前、事中和事后整个卫生应急工作的计划、组织、领导、实施与评价等活动的总称。它包括宏观层面国家和各级政府对卫生应急工作的行政管理，以及组织机构层面对卫生应急工作的微观管理活动。

**3. 卫生应急队伍** 包括卫生应急管理干部、卫生应急专业队伍、疾病预防控制人员、医疗救治人员和执法监督人员五大类。

**4. 卫生应急管理人员** 即卫生应急管理干部，包括：①卫生行政部门的分管领导和从事卫生应急管理工作的人员；②医疗机构、疾病预防控制机构、卫生监督机构、救援中心（急救中心）等单位分管卫生应急工作的负责人。

**5. 教学模式** 教学模式是在一定教学思想或教学理论指导下建立起来的、较为稳定的教学活动结构框架和活动程序。一般包含理论依据、目标、条件、程序和评价这 5 个因素。

**6. 培训方案** 培训方案是某一项目具体实施的行动计划，它的基本要素包括培训目标、培训内容、培训师资、培训对象、培训方法、培训日期和时间，以及培训场所与设备等。

**7. 模块化教学模式（modules of employable skill，MES）** 模块化教学模式是国际劳工组织为解决就业问题而开发的科学的培训模式。MES 通过描述某一种职业的全部职能，把这些职能划分成各个不同的工作任务，以每项工作任务作为一个模块。该职业或岗位应完成的全部工作由若干模块组合而成。

### （二）国外卫生应急管理教育与培训的特点

美国具备比较完备的应急管理教育培训体系，大到应急管理学科体系：学士-硕士-博士学位培养体系，小到各级应急管理人员和公众的培训演练；不同的机构和部门职责明确，培训对象层次分明，并设计有培训软件。英国的培训水平也较高，通过国家认定的专业培训机构，对各级政府官员、急救等专业救援部门管理人员、消防人员、警察等，分模块、分层次设置培训课程体系。依托现代化设施、计算机和通讯设备互动，该系统平台可以输入各种应急预案的数据和程序并开展演练。日本的应急培训工作特点是日常化，将应急培训融入公众当中去，进行全民宣教。比如，日本设有防灾日，每年举办大量的相关活动，民间有许多防灾俱乐部。德国应急管理培训与演练的最鲜明特点是实战性，设有模拟应急指挥中心教室，大量课程都是应急管理实务，比如“危机状况下的决策”“如何进行风险分析”“如何进行媒体沟通”“如何进行危机后的心理干预”等，更多是讲实战，讲“怎么做”。因此，德国应急管理培训大量采用桌面推演方法。瑞典在全国设有 4 所应急管理教育培训学院，在培训的方式方法上，以案例分析、桌面推理、情景模拟为主，培训中情景模拟和演练占一半以上，并且培训实现了市场化、国际化。

### （三）国内卫生应急培训现状及存在的主要问题

我国政府高度重视卫生应急核心能力建设，《国家突发公共卫生事件应急预案》和《突发公共卫生事件应急条例》均强调卫生应急培训工作的重要性。原卫生部（现简称卫计委）分别于2006年10月和2011年8月印发了《2006—2010年全国卫生应急工作培训规划》《2011—2015年全国卫生应急工作培训规划》，并配套制订了《全国卫生应急工作培训大纲（2006—2010年）》《全国卫生应急工作培训大纲（2011—2015年）》，连续两个五年规划和大纲的出台体现了国家对人员培训的重视，希望通过政策法规来推动卫生应急培训机制的建立。

为提高卫生应急管理人员的水平，卫计委及各省市相关部门广泛开展各级各类卫生应急人员培训，内容多为以“一案三制”的法规制度介绍、重大传染病为主的专题培训，以及以年度重要工作或地区特点为主的专题演练。关于流行病学和应急管理的著作和教材多达百本，但是与卫生应急培训需求相比，仍然缺乏专门针对卫生应急，尤其是针对卫生应急管理培训需求的高质量教材，同时，针对不同的培训对象编撰的教材数量更是微乎其微。培训形式多种多样，课堂授课、讲座、报告居多，兼以实地参观、工作会议、视频、网络在线学习等形式。课堂培训中，传统授课仍占主导地位，情景模拟、案例分析、桌面推演等现代化的教学方法近年来被逐渐引入培训，课件开发、案例库建设和多媒体制作都处于刚刚起步阶段。尽管一些地区不断地举办培训班，但缺乏有效的培训质量控制机制，缺少培训效果评价，导致培训流于形式。因此，总体来看，虽然培训工作很受重视，但培训规范性较差，质量并不高。

卫生应急培训是一项系统工程，受到体制、机制、资金、政策、观念、培训基地等多方面的影响，本文仅针对培训技术中的问题进行探讨。

其问题主要体现在以下几方面：①培训规划的制订比例较低，培训对象缺乏分层、分类设计。②多数培训缺少需求调查，部分调查中所反映的监测、预警、风险沟通、现场的组织指挥等内容并没有得到广泛重视，针对性不强。内容零散不全面，专题培训不均衡，缺乏系统性，能力培训不突出，并由于“一案三制”的内容广泛、突发事件种类多样，单次培训很难深入，因此，低水平重复培训难以避免。③教学方法偏单一，多以课堂讲授方式为主，吸收理解度较低，部分培训项目采用了情景模拟、案例分析等方法，增加了课堂互动性，但是比例很小。模拟演练消耗资源多，不适合作为常态化培训在各地推广使用。④培训时间和师资难以满足卫生应急管理培训的特点。传统培训要求学员参与培训的时间连贯，但应急管理人员工作特殊，培训时间往往难以保证。目前的培训师资有两类，一类是以理论见长的高校教师及科研人员，另一类是具有实际工作经验的卫生应急管理者，他们各有所长但均有明显不足，很难达到理论与实践的统一，影响培训效果。⑤缺乏有效的培训效果评价机制，有些培训项目增加了评价内容，一般是在培训结束后，通过问卷的方式了解学员对本次培训的看法，或通过试卷考核的方式检查学员的学习成果。培训的目的是的提高能力，反映在实际工作中是行为改变，但多数培训项目没有后续的追踪评价，培训效果难以确定。

## 二、培训评价

培训评价是一个运用科学的理论、方法和程序，从培训项目中收集数据，并将其与整个组织的需求和目标联系起来，以确定培训项目价值和质量的过程。培训工作的评价与其他卫生项目工作的评价一样，是一个有计划且连续的过程，其主要步骤为：①明确培训工作的目的；②弄清评价的主要议题；③设计评价计划；④选择或指定评价的指标和标准；⑤收集和分析资料；⑥说明结果，提供反馈信息。培训评价是应急培训中必不可少且非常重要的一环，它可以使参与者回忆和巩固知识，从而保证培训质量，同时也可以将培训信息反馈给组织者，促使组织者对内容和形式进行调整和改进，有利于下次培训的开展。

### （一）国外培训评价现状

国外对培训评价的研究较为科学，注重定性与定量结合，注重评价组织业绩，注重评价的实用性和操作性。目前已经构建出了很多适用于培训的评价模型，现对这些经典评价模型进行介绍。

**1. Kirkpatrick 的四层次模型**　这个模型是 1967 年 Donald L. Kirkpatrick 提出的，是系统的培训评价模型中最具代表性的模型，也叫柯氏评价模型。这种评价工具较为实用，它不仅要求观察学员的反应和检查学员的学习结果，而且强调衡量培训前后的表现和单位绩效的变化。该模型的四个评价层次是：反应层次、学习层次、行为层次和结果层次。

第一层是评价学员反应，目的是考查学员对培训过程的主观反馈，是指参与者对培训项目的评价，如对课程设置、培训材料、教师授课、培训方法、培训管理等方面的满意度以及意见和建议，能够比较直观地反馈出培训过程存在的不足之处，利于有的放矢地改进培训过程。这是最基本、最低层次的评价，操作起来也比较容易，可以在培训过程中开展，培训结束后即可得到反馈。评价方式可以是组织学员填写评价表格，然后进行总分析，优点是易于实施，缺点是数据较为主观，并且结果建立在受训人员填写时的意见和感情之上，从而影响评价结果的有效性。

第二层为学习评价，目的是考查学员在知识、技能或态度等方面学到了什么。学习评价是目前最常见、也是最常用到的一种评价方式。这一层次的评价方式通常是采取培训过程中的测验和培训结束后的结业考核等对学员进行评价，测量学员对原理、事实、技术和技能的获取程度，即受训者的培训所得。培训组织方和学员通常都会对这一层次的评价结果非常重视，因为考核成绩就是对学员进行的直观评价，而对于培训组织方来说则可以了解学员是否认真对待了这次培训。

第三层是行为评价，目的是考查学员在接受培训后，是否能够学以致用，对其工作行为是否产生了积极的影响，即测量培训所学的知识和技能的转化程度。这一层次实施起来较前两个层次的难度要大，而且无法在培训过程中完成，必须通过对学员的跟踪调查，在学员单位的配合下才能完成。一般可以通过问卷调查以及访谈的方式，对已经结业的学员在工作岗位上因培训而产生的行为改进进行评价，包括学员本人的主观感觉、下属和同事对其培训前后行为变化的对比，以及学员本人的自评。

第四层是结果评价，目的是考查学员通过培训，是否最终为工作单位产生了效益，如节省成本、工作结果改变和质量改变等，这是培训评价中等级最高、周期最长、实施难度最大的层次。这一评价层次的方式、指标、标准和周期的设定，都会因学员工作单位、具体岗位及培训内容的不同而异，不能一概而论。而且整个评价过程都需要学员、学员工作单位及培训组织方等多方面共同和长期参与。

Kirkpatrick 认为，培训教师不仅应该对学员反应层这一层面进行评价，如果在人力、财力和时间允许的情况下，还应参与其他三个层面的评价（表 1-1）。然而，有学者认为让教师去学员的工作岗位观察学员的行为变化是不现实的，对培训的评价不应都由教师承担。Hackett 曾经指出："培训的评价工作不应该仅仅是培训教师的任务，而应该是一项由培训教师、学员和他们的主管、同事、上级领导甚至客户及培训投资者共同承担的任务。" Bramley 也指出："应该明确这

**表 1-1 Kirkpatrick 培训四级评价模型**

| 评价层级 | 主要内容 | 可询问的问题 | 评价方法 |
|---|---|---|---|
| 反应层 | 观察学员的反应 | 受训者对培训课程是否满意？<br>课程对自身是否有用？<br>受训者对教师及培训设施有何意见？ | 问卷调查、访谈 |
| 学习层 | 检查学员的学习结果 | 受训者在培训项目中学到了什么？<br>培训前后受训者的知识技能有多大程度的提高？ | 测试、案例研究、访谈 |
| 行为层 | 衡量培训前后工作表现 | 受训者在学习的基础上有没有改变行为？<br>受训者是否在工作中用到所学知识？ | 由上级或同事进行绩效考核、观察 |
| 结果层 | 衡量工作单位绩效变化 | 行为的改变对组织的影响是不是积极的？ | 考查组织运行效率、业绩、士气 |

一点：培训不仅仅是培训教师的责任，学员的主管或领导也应该参与教学活动，以确保学员的学习成果和将来的应用能紧密联系。学员的主管或领导在评价中起着十分重要的作用，他们通过监控学员的工作，鼓励他们在工作中使用新方法，帮助学员将知识转化为生产力。”

**2. CIPP 模型** CIPP 模型是由 D. L. Stufflebeam 于 1966 年提出的，是以决策为中心的评价模式，其核心概念即背景评价（context）、投入评价（input）、过程评价（process）和成果评价（product），这四种评价为决策的不同方面提供信息，是为决策提供有用信息的过程。所以，CIPP 模型亦称决策导向型评价模型。

背景评价是在特定的环境下评价需求、问题、资源和机会，其主要任务是确定培训需求和设定培训目标。此阶段评价在培训前进行，评价者的主要活动包括：对培训的背景信息，尤其是培训受益人需求和资源的信息进行收集和整理；访问培训领导者和其他利益相关者，了解和讨论他们对于受益人需求的各种看法，识别需要解决的问题；以受益人的需求和潜在资源为依据，确定培训的目标。此阶段的评价是在充分了解评价对象整体情况的基础上，重在考查目标是否与使用者的需求、社会需求相一致，从而在评价过程中不断调节、完善现有的目标，为计划决策提供服务。

投入评价是在背景评价的基础上，对达到目标所需条件、资源及各种可供选择的培训方案进行评价，其实质是对培训方案的可行性和效用性进行评价。此阶段评价在培训前进行，评价者的主要任务包括：鉴别和调查已有的培训方案，作为新培训方案的对照；评价培训方案与背景需求的吻合程度，以及其可行性程度；评价新的培训方案与其他方案相比之下的优点；评价方案的财政预算，考查其能否保证完成预定的工作；评价方案的工作计划和日程安排，考查其已有的安排是否充足、技术上是否可行和政治上是否可行。这一阶段的基本取向是评价者从逻辑上或理论上对各个备选方案进行推测和判断，明确实现教育目标的最佳方案，为组织决策提供相应的服务。

过程评价是评价计划的实施，通过不断的监督、检查和反馈，从而及时地修正或改进培训项目的执行过程。此阶段评价在培训中进行，评价者的主要任务包括记录培训的过程，及时了解培训的实施进度，检查培训是否按照计划执行及效率如何；最初方案的制订与设计是否全面；评价受训者参与培训的情况及其表现如何；对培训过程中存在的困难和问题进行记录和分析，及时采取相应的调整措施，保证培训的顺利进行。此阶段的评价非常重要，因为方案的制订与选择虽是最佳，但理论与实践还是存在一定差距，须持续优化方案；同时，外界环境不断变化，实时了解方案进度，及时反馈，可确保其按计划进行；此外，记录和评价方案进行中的活动，如突发事件、管理者反应、方案的改进、预算的变动等，可以为以后的工作积累经验教训。

成果评价是对培训目标所达到程度的评价，即测量、解释和判断教育方案所取得的一系列成果，包括预期成果与非预期的成果，以及其正向与负向的成果，明确培训是否满足了受训者的需求。此阶段评价既可在培训后进行以使其反馈意义作用于后续的培训，也能在培训中进行以使其反馈意义作用于正在实施的培训。评价者的主要任务包括调查和访谈培训受益人，了解培训对其知识、技能、态度方面的影响程度。此阶段经过改良和完善，又具体分为了影响（impact）、成效（effectiveness）、可持续性评价（sustainability）和可推广性评价（transportability）4个阶段，主要任务是调查和访谈培训受益人，了解培训对其行为和工作绩效的影响程度；回顾评价者有关培训成效、培训花费、受益人需要等资料，并访谈与培训有关的人员，判断培训的哪些成功之处将会可持续地实施下去，需要哪些措施和条件；分析培训方案及其实际和潜在使用者，判断培训方案是否能被调适和应用于别处。

CIPP 模式具有决策性、发展性、整合性、灵活性及高认同性的特点，以客观主义为导向，将评价活动贯穿于整个培训过程的每个环节，从目标的选择、制订，到培训进行时遇到的实际情况，以及最后取得的成果等，强调对培训执行过程的监控，并适时地进行反馈，旨在协助培训组织者定期评价并改进培训质量，见表 1-2。CIPP 模式认为，培训评价不能单单关注目标，还应关注目标是如何确定的，以及目标本身的合理性；不能仅仅关注目标的达成程度，还应该关注目标是如何达成的，即既要重视对结果的评价，也要关注过程评价的重要性。“评价最重要的目的不在证明，而是改进”，是这个模式最基本的观点。

**表 1-2 CIPP 评价模型表**

| 评价层级 | 主要任务 | 可询问的问题 | 评价方法 |
|---|---|---|---|
| 背景评价 | 明确项目运行状况，评价项目的必要性，确定项目的目标 | 项目背景如何？<br>项目目标、对象、需求是什么？ | 文献政策研究、德尔菲技术、问卷调查、访谈 |
| 投入评价 | 分析项目方案及投入资源，评价项目的可行性 | 投入的资源是否能完成项目？<br>方案与其他备选方案相比有什么优势？ | 文献法、对比法、德尔菲技术 |
| 过程评价 | 监控项目过程，根据反馈信息及时调整项目安排 | 项目过程实施如何？<br>过程是否需要改进？如何改？ | 问卷调查、访谈、观察法 |
| 成果评价 | 评价项目达到预期目标的程度 | 受训者知识技能是否有所提高？<br>受训者行为态度是否有所改变？<br>受训者工作绩效是否有所改变？<br>方案是否可持续及可推广？ | 问卷调查、观察法、测试、访谈、视像记录、综合性报告 |

**3. CIRO 评价模型** Warr，Bird 和 Rackham 三位专家于 1970 年发明了 CIRO 模型，它描述了 4 种基本的评价级别，即背景评价（context evaluation）、投入评价（input evaluation）、反应评价（reaction evaluation）和产出评价（output evaluation）。该评价模型与 CIPP 评价模型相似，主要差别在于第三阶段。CIRO 评价模式在这一层注重的是受训者在培训中和培训后的反应，它涉及收集和利用学员的反馈信息，改进培训方式方法，其最大特点是依赖于学员的主观反应信息。

**4. Kaufman 的五层次模型** 该模型是 Kaufman 对 Kirkpatrick 四层次模型的修改和扩展。他认为培训能否成功，培训前的各种资源的获得是至关重要的，并且，培训产生的效果不应该仅仅对本组织有益，它最终会作用于组织所处的环境，从而给组织带来效益。因此，他扩展了第一层次并添加了第五层次的评价，即评估社会和顾客反应。

**5. Philips 的五层次 ROI 框架模型** 该模型的前四个层次与 Kirkpatrick 的四层次模型相似，分别考查受训者的反应、对知识和技能的掌握、工作中行为的改变及培训项目产生的实际效果。但 Philips 指出了每层评价应注意的问题，包括满意度高不能完全表明学员学到了新知识和技能、好的学习评价结果不能表明学员一定能应用到工作中、培训对工作的影响不一定是完全积极的、评价对单位绩效的影响要考虑投入的成本，因此 Philips 模型增加了第五层次，即财务评价层，将培训效果进行量化，但数据收集和货币化转换有较大难度。

此外，还有一些经典的培训评价模型，如 Hamblin 模型、Kenney 和 Reid 的五层次评价模型、CSE（Center for Study of Evaluation）评价模式、Macey 的技术匹配模型、目的游离评价模式、重要因素评价模式、目标导向模型等，这些国外经典模型秉承了客观公正的特点，评价标准多元化，评价过程具有实用性和可操作性，为我国开展培训评价提供了良好的借鉴。

有不少学者认为，中国的具体情况与国外有一定差别，不能生搬硬套这些评价模型。周振环在《企业培训评估体系构想》一文中对上述传统评价模型进行了总结，认为它们所关注的重点是培训的过程和结果，而对培训的目标和条件关注较少，不适合照搬这些评价模型。高峰研究了国外一些经典的培训模式，如 MES、TEXCO（德士古）等的评价方法，认为国外的岗位培训普遍重视学员培训后的行为改变及工作成效，注重培训效果的评价，要看培训后单位是否受益，注重个性化的特点与中国实际情况不太相符。国外很多国家都针对本国国情制订了具体的培训评价内容，如加拿大主要对培训对象的需求、培训效率、培训效益三方面进行评价，法国主要对培训计划、培训目标、培训过程、培训成本-收益进行评价，意大利则从学员满意度、学员掌握程度、组织满意度和公众满意度四方面进行评价。因此，需要探索适合我国国情的、实用性和可操作性强的培训评价方法。

### （二）国内培训评价现状

目前我国国内的培训评价大致可分为定性评价、定量评价、定性定量评价相结合 3 种评价方式，但培训评价工作的开展与国外还存在一定的差距，存在一定的问题，主要体现在对培训评价的重要意义认识不足、缺乏对培训评价的系统认识、培训评价不够全面、培训评价方法单一、评价缺乏系统的记录管理、评价与实际工作脱节、评价主体缺乏相关技能等。

相比国外对于培训项目评价的研究，国内相关研究较少，系统性、专门性的研究不多，大都是结合实际情况借鉴国外的相关模型进行研究，比较有代表性的研究如下所述。

李春苗、林泽炎（2000）提出对于评价定义的不同理解，他们认为评价是指人进行比较、综合、判断的过程，主要包括培训需求，即为了一定的目的，运用科学的方法获得各种信息数据，对某一事物的运动状态和价值进行判断的过程。

詹俊川、赵新元等（2001）通过实证分析的结果表明，影响培训效果的因素除了培训过程本身，还有培训过程以外的因素，包括工作环境、互动评估和员工个人特点。

晏秋阳、曹亚克（2002）通过数学模型分析了培训评价中硬指标和软指标的有效性，并采用硬指标和软指标以及软、硬综合指标建立了培训效果评价模式。硬指标评价是以统计数据为基础，建立数学模型，以数量形式表示，包括培训效果的有效性评价和培训效果的收益性评价；软指标评价是专家给指标直接打分或做出判断，是定性的评价，主要采用满意度作为指标。

张文贤在人力资本定价的理论研究基础上，提出了评价企业整体培训投入产出的会计计量模型，认为企业新增价值由物质资本和人力资本共同创造，提出了计算人力资本收益率，通过对人力资本投资收益的计算来评价培训的收益。

赵曙明等（2002）在定量分析方面做了一定探索，指出目前培训信息的收集主要来自受训人、培训人和受训人主管，从受训人下属和受训客户收集信息还做得不够；同时，还需要注意学习一些新的复杂的技术方法。

徐宝侠、钟定国（2003）提出了关于评价模式和时机的观点，认为培训评价时机一般是培训结业时评价和回去工作后评价，并把培训评价分为确定评价目的、确定评价层次、建立评价数据库、评价培训项目、评价信息的沟通与反馈。

牛睿（2003）通过对国企培训的研究发现，培训效果评价往往为企业所忽视，企业并没有意识到培训结束后进行评价。

张本超（2005）提出了模糊综合评估。他认为培训效果的模糊综合评估模式的建立可以有效地提高培训效果评价的真实性，包括建立评估因素集、建立评估因素权重集、建立评估因素档次集、进行单因素模糊评估和进行模糊综合评估等

5个步骤。

王忠明、李庆俊、刘燕斌认为培训活动的客观影响一般涉及几个方面：培训活动对培训对象的实际影响，培训活动对培训机构本身的影响，培训活动的组织效果。

通过对国内培训评价方面研究成果的概述，可以发现大多数作者都是在一个点上对培训评价进行研究，少有人针对中国实际对如何系统全面进行评价进行深入探讨，提出的模型、时机、量化方式都是一些较散的点，没有形成行之有效的可操作的标准。

### （三）我国卫生应急培训评价现状

原卫生部办公厅关于印发《2011—2015年全国卫生应急工作培训规划》的通知中明确指出，要建立卫生应急培训考核评估体系，制订切实可行的评估方案，定期开展规划实施情况的督导评估。目前，全国各省市纷纷开展了卫生应急培训工作，但培训评价工作开展较少。笔者在CNKI数据库搜索相关文献，检索项选择“全文”，时间为“1979—2011年”，匹配为“精确”。先搜索“卫生应急培训”，再在结果中搜索评估，共有69个检索结果；先搜索“卫生应急培训”，再在结果中搜索评价，共有54个结果。对检索结果进行筛选，仅有12篇文献是针对具体的卫生应急培训项目开展的评价，现对整理的文献进行总结。

陈春晖、朱素蓉等于2010年对上海市卫生监督机构突发放射卫生事件应急演练工作进行了评估，从设计定位、模拟事件、环节、现场处理、团队合作等方面论述了上海市卫生监督机构突发放射卫生事件应急演练的设计思路，提出了突发放射卫生事件应急演练的应急响应、现场采取措施、现场调查、行政执法文书制作、事件调查报告制作的2级评估指标，并对应急演练进行了评估。

王亚丽、董铎等于2010年对全国地市级药品不良反应监测工作人员疑似预防接种异常反应监测培训进行了效果评估，通过设计调查问卷，了解受训人员基本情况和培训前后对相关知识的掌握，通过统计学分析，判断培训效果和影响因素。

朱小波、李静等于2007年对河北省卫生应急队员培训效果进行了评价，培训前后分别对学员进行了食物中毒、职业中毒知识测试，计算培训前后平均分及优秀率，判断培训效果。

朱小波、王润茂等于2007年对河北省省市两级卫生部门中毒预案培训进行了效果分析，培训前后分别进行了学员知识测试，计算培训前后平均分、及格率、优秀率，判断培训效果。

郝冬梅、黄爱国对疾控人员应急培训质量进行了评价，采用问卷调查及现场测试的方式对学员进行了评价，根据培训合格率将培训质量分为A、B、C 3个等级。

丁鸿等对深圳市龙岗区突发公共卫生事件应急培训进行了效果评价，采用调查问卷的方式，对培训的意义、培训的必要性、培训后学员对内容的掌握、培训对处理疫情的作用等方面进行了调查。

李晓惠等对深圳市医务人员全员应急培训进行了效果评价，采用问卷调查的形式，调查了培训前后医务人员 SARS 防治知识、态度、心理和行为的改变情况，以及医务人员对培训内容、方法和效果的评价。

胡淑华等对湖北省开展的提高县级疾病预防控制中心分析决策能力培训进行了评价，通过调查问卷对学员的专业技能提高情况及满意度情况进行评价。

蒋春艳等对河北省突发公共卫生事件应急培训情况进行了评价，通过调查问卷的方式调查了学员满意度、培训方法、疫情处理效果、缓解心理压力情况。

梁淑英等对河南、安徽、湖南、江西及湖北等卫生厅应急办管理人员参与的提高卫生应急管理人员分析决策能力培训效果进行了评价，通过调查问卷的方式，于培训前后对学员的分析评价、政策制定和发展规划、交流沟通、文化、社区实践、公共卫生基础科学、财政预算和管理、领导和系统思考 8 项核心应急能力进行了评分，并在培训结束 12 个月之后再次进行了该调查，评价学员应急分析决策能力的改变情况。

戴政等运用德尔菲专家咨询调查法，针对培训工作的计划、组织实施、即时效果和持续效应 4 个方面构建了评价指标体系，开展了突发公共卫生事件应急机制建设培训项目评价。

蒋鹤生等提出了卫生应急培训的目标、时间、内容和方式等不同于一般的教学，具有自身的特点，并进行了相应的阐述。

由以上开展的卫生应急培训评价可以看出，目前我国的卫生应急管理培训评价较为简单，不成体系，以培训前后测试和满意度调查为主，缺乏培训前的需求评价、必要性和可行性分析，培训中的过程监控记录，以及培训后的学员行为、态度、工作绩效方面的评价。目前我国卫生应急工作的发展仍不成熟，卫生应急培训也处在摸索阶段，而要验证培训效果的好坏则需要系统完善的评价体系，这对于改进我国卫生应急培训状况，提高我国卫生应急管理水平有着非常重要的作用。因此，有必要探索适合我国国情的科学、实用、可操作性强的卫生应急培训评价体系。

# 第二章　卫生应急管理人员模块化培训技术规范

## 一、总　则

为促进卫生应急管理人员模块化培训方案在各地区的规范化实施，保障培训质量，推动培训可持续发展，提高在岗人员综合应急能力，特制订本规范。本规范的作用是帮助培训实施方识别和分析培训需求，制订具体培训方案，控制培训质量，评价培训效果以达到培训的预期目标，强调的是按照规范执行，并在具体情况下持续改进，使卫生应急管理人员模块化培训成为更加高效的人力资源投资。

## 二、适用范围

**1. 培训机构**　各级各类卫生行政机构。

**2. 培训对象**

（1）各级卫生行政部门的分管领导和从事卫生应急管理工作的人员。

（2）医疗机构、疾病预防控制机构、卫生监督机构、救援中心（急救中心）等单位分管卫生应急工作的负责人。

**3. 培训类型**　岗前培训、在职培训、脱岗培训。

## 三、培训模块

依据卫生应急管理流程，将培训模块划分为 9 个模块，分别为：①卫生应急风险管理；②突发公共卫生事件与疾病监测；③突发公共卫生事件预案编制；④卫生应急储备；⑤突发公共卫生事件预警；⑥突发公共卫生事件的应急响应；⑦卫生应急的现场组织指挥；⑧卫生应急的风险沟通管理；⑨突发公共卫生事件应急处置评价。

## 四、卫生应急管理人员模块化培训的工作流程

具体见图 2-1。

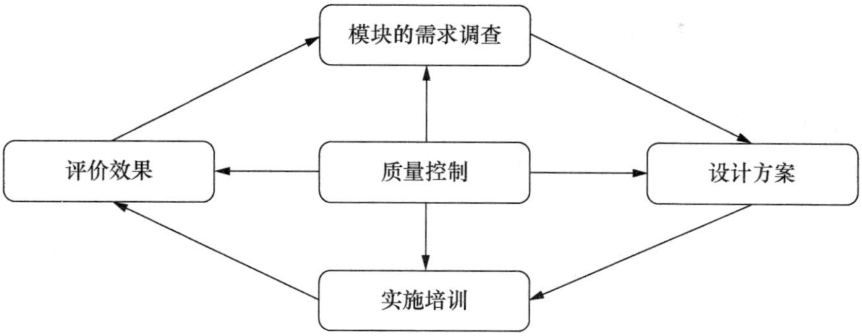


图 2-1　卫生应急管理人员模块化培训的工作流程

## 五、模块的需求调查

需求调查 1～2 年开展一次，其任务是形成培训需求报告，供决策者评审使用，确定哪些模块列入年度培训计划。

**1. 岗位分析**　分析岗位的职能要求与模块内容的相关性。

**2. 人员分析**　调查培训对象对各个模块的需求率，可通过问卷调查（附录 A）、小组访谈或平时工作中的观察获得。

**3. 注意事项**

（1）综合考评岗位与人员两方面的需求结果，当岗位相关性高而人员需求度明显偏低时，需要深入分析原因，以避免与岗位职能相关性高的模块由于培训对象的主观认识不足而未被列入培训计划。

（2）人员分析时，需要比较人员现有能力与模块目标能力间的差距，将模块提供给能力差距较大的培训对象，提高模块培训的效果，避免低水平重复培训。

## 六、设计方案

### （一）总体方案

**1. 确定培训对象**

（1）人数：20～40 人。

（2）分班原则：单位级别相同，单位类别可混合，即：省（市）、地

（区）、县三级分别培训，但同一期培训人员可来自卫生行政部门、医疗机构、疾病预防控制机构、卫生监督机构、救援中心（急救中心）等多个不同类别的单位。

（3）学员要求：①在参加培训前，仔细阅读培训方案；②携带现有的管理计划（如风险评估计划、综合预案和专项预案、监测计划、风险沟通计划、储备计划、典型案例的分析总结等）；③思考并准备与本次培训相关的各类实际问题以供课堂讨论。

**2. 制订培训目标**

（1）总目标：全面系统掌握卫生应急管理领域的知识、技能，逐步提高卫生应急综合能力。

（2）具体目标的确定原则：建立在培训需求基础之上，满足组织年度培训计划中要达到的预期目标。

**3. 安排模块和时间** 根据组织年度计划，选择每期培训的模块名称。每期培训以 1 周为宜，如果培训时间超过 1 周，应在培训中期安排休息或外出活动，以保持学员最佳的精神状态。

**4. 遴选培训师资** 每个模块 2 名主讲教师，要求 1 名具备较丰富的应急管理经验或应急处置经验，首选卫生行政部门卫生应急管理干部或部队卫勤专家；另 1 名具备较强的应急理论基础知识，首选相关专业的高校教师。每个主讲教师可另配 1～2 名助教，负责培训材料的整理和课堂记录等工作。

**5. 挑选培训场地** 场地应类似于教室，大小适中，无立柱，教师与学员距离不宜太远，同时又能满足 4 个小组的分区域讨论。

**6. 基本流程** 每个模块培训 2 天，分为课堂讲授、以案例为中心的小组讨论、小组汇报与教师点评、桌面推演四个步骤，每个步骤用时半天。

（1）第一天上午：教师进行理论授课。

（2）第一天下午：小组讨论，并利用晚上时间总结整理小组讨论结果，制作 PPT（小组讨论说明详见附录 B）。

（3）第二天上午：小组汇报，每小组 40 分钟，汇报 20 分钟，讨论、提问 20 分钟。多组汇报同一案例的讨论结果时，除第一小组外，其余各组无须全面汇报，应以第一组汇报为基础，补充或提出不同意见。各小组成员、教辅人员都可以就相关汇报进行提问和发表意见，主讲教师最后点评 30 分钟。

（4）第二天下午：桌面推演，主讲教师可以随机选取某个小组进行推演汇报，并于推演结束后点评。

注：培训组织者应注意收集各小组汇报的 PPT 及桌面推演的作答结果。

**7. 培训材料** 根据需要，在现有教材中选择内容编写讲义。教学材料包括：①授课 PPT，讲义（准备完成后应尽早发给学员）；②小组讨论案例、由学员携带来的应急管理计划、小组讨论提纲；③桌面推演剧本、推演参考答案。

**8. 考核与结业方式**

（1）小组考核（70分）：教师根据各小组在小组汇报和桌面推演中表现出的理论基础、写作能力、分析能力、表达能力、答辩能力等进行评分，各小组得分为该小组每个学员的小组得分。

（2）个人考核（30分）：教师根据每个学员在小组讨论中表现出的沟通协调能力、分析能力、人际合作情况、计划性、积极性进行评分，该得分为学员的个人得分。

（3）学员得分＝小组考核得分＋个人考核得分。

（4）考试合格授予结业证书，对于成绩优异、表现突出的学员颁发“优秀学员”证书。

### （二）具体方案

## 第一模块：卫生应急风险管理

**1. 针对的问题**

如果本市要举办一项大型集体活动，会出现突发公共卫生事件吗？什么样的事件？事件的概率、强度、范围、时间段、可控程度等有多大？如何预防与应对？哪些是应该最优先考虑的问题？

**2. 培训目标**

提高卫生应急管理人员的风险识别、风险分析、风险决策能力，能够独立应用风险管理理论和技能，编制并实施风险管理计划。

**3. 培训方式**

理论讲授、小组讨论、汇报与点评、桌面推演。

**4. 培训时间**

2天，计16学时。

**5. 培训内容**

（1）理论讲授（4学时）

1）培训目标　掌握、熟悉和了解本环节所规定的内容。

2）培训内容

—风险管理概念与相关理论。

—国家政策的要求。

—国内外风险管理的现况，我国在风险管理方面存在的问题，改进的策略与方法。

—制订风险管理计划应遵循的一般原则、操作程序、技术规范、计算方法、编制技巧、注意事项等。

3）培训材料　教师授课的幻灯片，学员用的讲义。

(2) 小组讨论（4 学时）

1）培训目标　掌握、熟悉和了解本环节所规定的内容。

2）培训内容

—分为 3～4 组，每组 5～10 人。选出一个组长、一个副组长。

—①从学员携带的风险管理计划中选择一个进行小组讨论，根据理论授课的要求，提出修改建议；②如果没有现成计划，教师选择风险管理的典型案例，提出讨论提纲，要求按照案例中的情境做出风险管理计划。

—小组对计划的特点、优点与不足进行总结，准备 PPT。

3）培训材料　包括学员携带来的风险评估计划或准备的案例、小组讨论提纲。

(3) 小组汇报与专家点评（4 学时）

1）培训目标　掌握、熟悉和了解本环节所规定的内容。

2）培训内容

—每组选派一位学员汇报讨论结果，包括存在的问题和修改建议。

—小组其他成员补充。

—专家点评（教师、助手、项目组其他成员）。

—其他组学员可以提出问题，该组学员进行回答。

(4) 桌面推演（4 学时）

1）培训目标　掌握、熟悉和了解本环节所规定的内容。

2）培训内容　风险排查计划的实施。

可根据某事件风险管理的程序与步骤，编制桌面推演的剧本。在每个步骤设置一定的问题与备选答案（操作过程中出现的各种问题，各种问题的应对办法等）。此剧本应能满足一个下午的实际操练。这部分工作是本模块成功与否的关键。

—将具体情境发到各组。

—教师根据事先设计的剧本，不断提出各种意外事件或改变情境。

—各小组开展讨论（5～10 分钟），根据情境做出判断并做出决策。

—各小组以书面的方式将结果提交教师，教师做出评分。

—教师再提出各种意外事件或情境改变，各小组据此开展讨论并做出决策，将结果书面提交教师。

—直到将所有问题解决、事件结束为止。

—老师对整个操作过程进行总结。

3）培训材料　桌面推演剧本，包括各类问题的设定与参考答案。

# 第二模块：突发公共卫生事件与疾病监测

**1. 针对的问题**

我们已经建立了疾病与突发公共卫生事件的监测体系，并且有相关的制度和法规予以保障，然而我们的监测结果是否能够满足决策的需要？为什么决策者总是强调信息不及时、不准确、不充分的问题？如何能够逐步满足决策者对信息的需求？

**2. 培训目标**

提高卫生应急管理人员的突发公共卫生事件与疾病的监测能力，使现有监测体系能够充分发挥功能，逐步使决策者能够获得及时、准确的信息。

**3. 培训方式**

理论讲授、小组讨论、小组汇报与专家点评。

**4. 培训时间**

1 天，计 8 学时。

**5. 培训内容**

（1）理论讲授（4 学时）

1）培训目标　掌握、熟悉和了解本环节所规定的内容。

2）培训内容

—监测的概念与相关理论。

—国家政策的要求。

—国内疾病与突发公共卫生事件监测的现况和存在的问题，以及改进的策略与方法。

—疾病与突发公共卫生事件监测应遵循的一般原则、操作程序、技术规范、计算方法、管理技巧、注意事项等。

3）培训材料　教师授课的幻灯片，学员用的讲义。

（2）小组讨论（2 学时）

1）培训目标　掌握、熟悉和了解本环节所规定的内容。

2）培训内容（小组讨论方案）

—分为 3～4 组，每组 5～10 人。选出一个组长、一个副组长。

—①从学员携带的所在地疾病与突发公共卫生事件监测的实施办法（对所在地监测工作实际做法与效果的总结）中选择一个进行小组讨论，根据理论授课的要求，提出修改建议；②如果没有现成的监测计划，教师选择几个监测过程的关键环节，设计典型案例，提供讨论提纲，要求学员按照案例中的情境，提出监测计划。

—对计划的特点、优点与不足进行总结，形成组内意见，准备 PPT。

3）培训材料　包括学员携带来的监测计划或准备的案例、小组讨论提纲。

(3) 小组汇报与专家点评（2学时）

1）培训目标　掌握、熟悉和了解本环节所规定的内容。

2）培训内容

—每组选派一位学员汇报讨论结果，包括存在的问题和修改建议。

—小组其他成员补充。

—专家点评（教师、助手、项目组其他成员）。

—其他组学员可以提出问题，该组学员进行回答。

# 第三模块：突发公共卫生事件预案编制

**1. 针对的问题**

我们已经建立了“横向到边、纵向到底”的预案体系，可一遇到突发事件，这些预案有的能够充分发挥作用，有的发挥了一定的作用，有的根本没有发挥作用，为什么会出现这种情况？当一个具体的事件出现并启动了相应的预案后，具体的应对方案应如何制订？如何根据具体的情况调整方案？

**2. 培训目标**

提高卫生应急人员的预案和应对方案的编制能力，提高预案的适用性；在突发公共卫生事件出现时，能够根据预案的原则要求，及时提出具体和实用的应对方案。

**3. 培训方式**

理论讲授、小组讨论、小组汇报与专家点评、桌面推演。

**4. 培训时间**

2天，计16学时。

**5. 培训内容**

(1) 理论讲授（4学时）

1）培训目标　掌握、熟悉和了解本环节所规定的内容。

2）培训内容

—预案的概念与相关理论。

—预案的作用和意义。

—国家政策的要求。

—国内卫生应急预案体系的现况，存在的问题，改进的策略与方法。

—预案及操作方案编制应遵循的一般原则、操作程序、步骤、编制技巧、注意事项等。

3）培训材料　包括教师授课的幻灯片、学员用的讲义。

(2) 小组讨论（4学时）

1）培训目标　掌握、熟悉和了解本环节所规定的内容。

2）培训内容

—分为3～4组，每组5～10人。每组选出一个组长、一个副组长。

—从学员携带的预案中选择一个综合预案或一个专项预案（如H1N1流感防控预案）进行小组讨论，根据理论授课的要求，提出修改建议。讨论的预案最好是已经应用过的，可将应用的效果、发挥的作用、存在的问题、修改的内容等一同进行讨论。

—对预案的特点、优点与不足进行总结，形成组内意见，准备PPT。

3）培训材料　包括学员携带来的专项预案或综合预案、小组讨论提纲。

（3）小组汇报与专家点评（4学时）

1）培训目标　掌握、熟悉和了解本环节所规定的内容。

2）培训内容

—组长代表小组汇报讨论结果，包括存在的问题和修改建议。

—小组其他成员补充。

—专家点评（教师、助手、项目组其他成员）。

—其他组学员可以提出问题，该组学员进行回答。

（4）桌面推演（4学时）

1）培训目标　掌握、熟悉和了解本环节所规定的内容。

2）培训内容　以某突发公共卫生事件为例，编写一个从事件发生、发展、处理到平息的整个过程剧本。在不同阶段，我们是否启动了预案；启动预案后，如何制订一个有针对性的应对方案。根据实际发生的情况，要求学员依据预案，提出各阶段的具体应对计划，以此来检验预案的编制水平。要求此剧本应能满足一个下午的实际操练。

—将具体情境发到各位学员手中。

—教师根据事先设计的剧本，不断提出各种意外事件或改变情境。

—各小组开展讨论（5～10分钟），根据情境做出判断并做出决策。

—各小组以书面的方式将结果提交教师，教师做出评分。

—教师再提出各种意外事件或情境改变，各小组据此开展讨论并做出决策，将结果书面提交教师。

—直到将所有问题解决、事件结束为止。

—老师对整个操作过程进行总结。

3）培训材料　桌面推演剧本，包括各类问题的设定与参考答案。

## 第四模块：卫生应急储备

**1. 针对的问题**

如何制订本地区的卫生应急储备计划，储备什么，储备多少？如何估算？依据是什么？何时需要补充？补充的渠道是什么？各地都有卫生应急储备计划，这个计划是否合适，能否满足卫生应急的要求？

**2. 培训目标**

提高卫生应急管理人员的储备计划编制能力和计划的执行能力，能够独立编制卫生应急储备计划和保障计划，并能够根据计划进行有效管理。

**3. 培训方式**

理论讲授、小组讨论、小组汇报与专家点评、桌面推演。

**4. 培训时间**

2 天，计 16 学时。

**5. 培训内容**

(1) 理论讲授（4 学时）

1) 培训目标　掌握、熟悉和了解本环节所规定的内容。

2) 培训内容

—卫生应急储备理论（如仓储论等）。

—国家政策的要求。

—国内外卫生应急储备的现况和存在的问题，改进的策略与方法。

—制订卫生应急储备计划应遵循的一般原则、操作程序、技术规范、计算方法、编制技巧、注意事项等。

3) 培训材料　教师授课的幻灯片，学员用的讲义。

(2) 小组讨论（4 学时）

1) 培训目标　掌握、熟悉和了解本环节所规定的内容。

2) 培训内容

—分为 3～4 组，每组 5～10 人。每组选出一个组长、一个副组长。

—从其他组学员携带的计划中选择一个储备计划进行小组讨论，根据理论授课的要求，提出修改建议。

—对计划的特点、优点与不足进行总结，形成组内意见，准备 PPT。

3) 培训材料　包括学员携带来的储备计划、小组讨论提纲。

(3) 小组汇报与专家点评（4 学时）

1) 培训目标　掌握、熟悉和了解本环节所规定的内容。

2) 培训内容

—每组选派一位学员汇报讨论结果，包括储备计划中存在的问题和修改建议。

—小组其他成员补充。

—专家点评（教师、助手、项目组其他成员）。

—其他组学员可以提出问题，该组学员进行回答。

(4) 桌面推演（4 学时）

1）培训目标　掌握、熟悉和了解本环节所规定的内容。

2）培训内容　可选择某类突发公共卫生事件发生后，对应急物资、技术、资金的需求增加，储备计划出现问题，如何组织采购、补充。教师事先编写剧本，设计情境、问题和参考答案。

—将具体情境发到各位学员手中。

—教师根据事先设计的剧本，不断提出各种意外事件或改变情境。

—各小组开展讨论（5～10 分钟），根据情境做出判断并做出决策。

—各小组以书面的方式将结果提交教师，教师做出评分。

—教师再提出各种意外事件或情境改变，各小组据此开展讨论并做出决策，将结果书面提交教师。

—直到将所有问题解决、事件结束为止。

—教师对整个操作过程进行总结。

3）培训材料　桌面推演剧本，包括各类问题的设定与参考答案。

## 第五模块：突发公共卫生事件预警

**1. 针对的问题**

我们已经建立了突发公共卫生事件的预警机制，各种预案对预警环节都进行了明确的规范。作为一名卫生应急管理人员，当突然接到报告说某地学校今天上午突现大量学生不明原因发热，其他情况不详，你应该如何处理？你是否能够发出预警？发出什么样的预警？向谁发出预警？在发出预警之前，你需要做些什么？

**2. 培训目标**

提高各级卫生应急管理人员的预警能力，使他们在各类事件出现时，能够及时、准确、正确地发出预警，不忽略，也不反应过度。

**3. 培训方式**

理论讲授、小组讨论、小组汇报与专家点评。

**4. 培训时间**

1 天，计 8 学时。

**5. 培训内容**

监测、预警和响应是密切相关的，不易划分清楚。预警是在获得监测信息或突发信息后，到发出预警之前这段时间所开展的工作，包括：对监测体系提出要求，但不能改变目前的监测体系；向何人发出预警，启动何种应急（预警）机制，也就是如何发出预警、发出何种预警及相关的活动。

（1）理论讲授（4 学时）

1）培训目标　掌握、熟悉和了解本环节所规定的内容。

2）培训内容

—预警的概念与相关理论。

—预警在卫生应急中的作用和意义。

—国家政策的要求。

—国内外卫生应急体系对预警环节的要求，我国在预警环节存在的问题，改进的策略与方法。

—预警应遵循的一般原则、方法、操作程序、步骤、注意事项等。

3）培训材料　包括教师授课的幻灯片、学员用的讲义。

（2）小组讨论（2 学时）

1）培训目标　掌握、熟悉和了解本环节所规定的内容。

2）培训内容

—分为 3～4 组，每组 5～10 人。每组选出一个组长、一个副组长。

—设计和选择多种案例，在信息不充分的情况下，卫生应急管理人员应如何处理。按照理论教学中的原则与方法，需要学员进行风险决策，主要训练学员的风险决策能力和对预警原则方法的掌握程度。

—学员根据具体案例进行小组讨论，根据理论授课的要求，提出在具体情境下的应对办法。最好找一些实际发生过的案例，包括成功的案例和仍有不足的案例，如果学员能够讨论自己经历的案例则更好。

—对具体案例的特点、应对策略与具体方法进行总结，形成组内意见，准备 PPT。

3）培训材料　包括学员携带来的预警案例或教师选择的预警案例，最好是比较复杂和难以做出判断的案例。应要求学员将其碰到的较困难的案例带来讨论；小组讨论提纲。

（3）小组汇报与专家点评（2 学时）

1）培训目标　掌握、熟悉和了解本环节所规定的内容。

2）培训内容

—每组选派一位学员汇报讨论结果，包括存在的问题和修改建议。

—小组其他成员补充。

—专家点评（教师、助手、项目组其他成员）。

—其他组学员可以提出问题，该组学员进行回答。

## 第六模块：突发公共卫生事件的应急响应

**1. 针对的问题**

我们已经建立了突发公共卫生事件的响应机制，各种预案中已经规定了针对各类事件应如何响应。作为一名卫生应急管理人员，当突然接到报告说某地突现大量学生不明原因发热，其他情况不详，你应该如何响应？是否需要启动相关预案还是只发出预警？启动何种级别的响应？在做出相应级别响应之前，你需要做些什么？

**2. 培训目标**

提高各级卫生应急管理人员的应急响应能力，使他们在各类事件出现时，能够及时、准确、正确地做出适度的响应，不忽略，也不反应过度。

**3. 培训方式**

理论讲授、小组讨论、小组汇报与专家点评。

**4. 培训时间**

1天，计8学时。

**5. 培训内容**

响应与预警均是在获得监测信息或突发信息后的活动，两者既可分别进行，也可同时进行；与预警一样，在响应阶段可对监测体系提出要求，但不能改变目前的监测体系；应急响应应以预案为基本依据，根据具体情况制订操作计划。与预案模块的区别在于：预案是通过操作计划检验预案是否适应，而响应则是根据预案的原则要求，制订出切合实际的应对方案。两者的培训重点不一样。因此，在响应模块中，可理解为预案是正确的，如何根据预案的原则，制订出针对具体情况的反应计划，是培训的关键。同时，响应与现场组织模块应有明确界限：响应模块只培训到制订操作计划，对计划如何执行以及执行过程中各种意外事件的干扰等不作讨论。

（1）理论讲授（4学时）

1）培训目标　掌握、熟悉和了解本环节所规定的内容。

2）培训内容

—应急响应的概念与相关理论。

—应急响应在卫生应急中的作用和意义。

—国家政策的要求。

—国内外卫生应急体系对响应环节的要求，我国在应急响应环节存在的问题，改进的策略与方法。

—应急响应应遵循的一般原则、方法、操作程序、步骤、注意事项等。

3）培训材料　教师授课的幻灯片，学员用的讲义。

（2）小组讨论（4学时）

1）培训目标　掌握、熟悉和了解本环节所规定的内容。

2）培训内容

—分为3～4组，每组5～10人。每组选出一个组长、一个副组长。

—设计和选择多种案例，在信息不充分的情况下，卫生应急管理人员应如何处理。按照理论教学中的原则与方法，需要学员进行风险决策，主要训练学员的风险决策能力和增加其对应急响应原则方法的掌握程度。响应还包括具体操作计划的制订。

—学员根据具体案例进行小组讨论，根据理论授课的要求，提出在具体情境下的应对办法。最好找一些实际发生过的案例，包括成功的案例和仍有不足的案例，如果学员能够讨论自己经历的案例则更好。

—对具体案例的特点、应对策略与具体方法进行总结，形成组内意见，准备 PPT。

3）培训材料　包括学员携带来的案例或教师选择的案例，最好是比较复杂和难以做出判断的案例，应要求学员将其碰到的较困难的案例带来讨论；小组讨论提纲。

（3）小组汇报与专家点评（2 学时）

1）培训目标　掌握、熟悉和了解本环节所规定的内容。

2）培训内容

—每组选派一位学员汇报讨论结果，包括存在的问题和修改建议。

—小组其他成员补充。

—专家点评（教师、助手、项目组其他成员）。

—其他组学员可以提出问题，该组学员进行回答。

## 第七模块：卫生应急的现场组织指挥

**1. 针对的问题**

我们已经制订出针对各种突发公共事件的卫生应急预案，并且明确了各类事件的响应级别及启动机制。作为一名卫生应急管理人员，当你按照预案的要求开展现场处理时，是否能够有效地组织和指挥各类参与现场调查、医学处理等机构的人员，有效地与其他部门的人员协调配合，使现场处理工作有条不紊地进行？例如，本市某高校发生一起食物中毒事件，中毒人数 500 人，死亡 2 人，你与 CDC、卫生监督所、急救中心、医院，以及教委、公安等部门的人员都赶到了现场，你应如何做？

**2. 培训目标**

提高卫生应急管理人员在突发公共卫生事件和突发公共事件医疗救援时的现场组织、指挥、领导、协调、控制能力，使卫生应急现场组织与协调按预案执行，并能够在各种意外事件出现时，及时调整应对计划。

**3. 培训方式**

理论讲授、桌面推演。

**4. 培训时间**

2 天，计 16 学时。

**5. 培训内容**

这部分内容从制订好具体应对计划开始，到现场工作完成止，不包括制订计划，而是严格和灵活地执行计划。培训重点：一是严格遵照计划确定的原则和措施，严格执行；二是针对具体问题能够灵活、果断地提出应对办法；三是协调卫生系统内部、卫生系统与其他系统在现场应急工作中出现的问题。

（1）理论讲授（4 学时）

1）培训目标　掌握、熟悉和了解本环节所规定的内容。

2）培训内容

—卫生应急现场组织指挥的概念与相关理论。

—卫生应急现场组织指挥在卫生应急中的作用和意义。

—国家政策的要求。

—国内外卫生应急体系对此环节的要求，我国在此环节存在的问题，改进的策略与方法。

—卫生应急现场组织指挥应遵循的一般原则、方法、操作程序、步骤、注意事项等。

3）培训材料　包括教师授课的幻灯片、学员用的讲义。

（2）桌面推演（8 学时）

1）培训目标　掌握、熟悉和了解本环节所规定的内容。

2）培训内容　可根据某突发公共卫生事件的情况，编写一个相关的剧本；也可设计在某突发公共事件医疗救援时出现的情况。根据意外事件的发生和发展，不断设计出新的问题和参考答案。要求此剧本能满足一个下午的实际操练。这部分工作是本模块成功与否的关键。

—将具体情境发到各位学员手中。

—教师根据事先设计的剧本，不断提出各种意外事件或改变情境。

—各小组开展讨论（5～10 分钟），根据情境做出判断并做出决策。

—各小组以书面的方式将结果提交教师，教师做出评分。

—教师再提出各种意外事件或情境改变，各小组据此开展讨论并做出决策，将书面结果提交教师。

—直到将所有问题解决、事件结束为止。

—教师对整个操作过程进行总结。

3）培训材料　桌面推演剧本，包括各类问题的设定与参考答案。

## 第八模块：卫生应急的风险沟通管理

**1. 针对的问题**

假设本市今天早上确诊了一名禽流感患者，应如何确定沟通的范围？与当地卫生行政部门、医疗机构、疾控中心如何沟通？与检验检疫、农业等部门如何沟通？此事件是否需要发布？由谁发布？发布什么？如何回答可能的提问？如何进行公众沟通？各种沟通的范围、内容、方式等如何确定？如何在严格遵循国家相关政策的前提下，使媒体满意、使老百姓满意、使政府满意？如何通过媒体，树立医务人员的形象，展示卫生机构和医务人员的科学、奉献精神？

**2. 培训目标**

使各级政府卫生应急管理人员面对突发公共卫生事件时，掌握风险沟通的理论、技巧与工具，提高外部沟通（政府、部门、媒体、公众）和内部沟通（系统内各部门之间、应急工作人员之间）的能力。

**3. 培训方式**

理论讲授、小组讨论、小组汇报与专家点评、桌面推演。

**4. 培训时间**

2 天，计 16 学时。

**5. 培训内容**

（1）理论讲授（4 学时）

1）培训目标　掌握信息发布和媒体沟通的原则和技巧，能够独立制订媒体沟通方案。

—掌握：风险沟通、风险、危机等基本概念，风险识别与评价的方法，风险沟通计划的制订原则，媒体沟通的原则和技巧，卫生应急中公众的心理特点与干预策略，有效沟通的原则。

—熟悉：突发公共卫生事件信息发布的原则和制度，新闻发言人制度，风险沟通的概念、原则和作用。

—了解：媒体的概念、特点、类型和适用性，媒体沟通的概念和基本方法。

2）培训内容

—简述媒体沟通的概念与相关理论。

—媒体沟通在卫生应急中的作用和意义。

—国家政策的要求。

—国外卫生应急体系对此环节的要求，我国在此环节存在的问题，改进的策略与方法。

—卫生应急中媒体沟通应遵循的一般原则、方法、技巧及注意事项等。

3）培训材料　包括教师授课的幻灯片、学员用的讲义。

（2）小组讨论（4 学时）

1）培训目标　掌握卫生部门风险沟通的计划、实施与评估，进一步理解风险沟通的重要原则。掌握、熟悉和了解本环节所规定的内容。

2）培训内容

—分为3～4组，每组5～6人。每组选出一个组长、一个副组长。

—设计和选择多种案例，按照讨论提纲，设计出相应的媒体沟通计划。在各种意外事件出现时，卫生应急管理人员应如何处理。

—学员根据具体案例进行小组讨论，根据理论授课的要求，提出在具体情境下的应对计划。最好找一些实际发生过的案例，包括成功的案例和仍有不足的案例，如果学员能够讨论自己经历的案例则更好。

—对具体案例的特点、应对策略与具体方法进行总结，形成组内意见，准备PPT。

3）培训材料　包括学员携带来的或准备的突发事件案例、小组讨论提纲。

（3）小组汇报与专家点评（4学时）

1）培训目标　掌握、熟悉和了解本环节所规定的内容。

2）培训内容

—每组选派一位学员汇报讨论结果，包括存在的问题和修改建议。

—小组其他成员补充。

—专家点评（教师、助手、项目组其他成员）。

—其他组学员可以提出问题，该组学员进行回答。

（4）桌面推演（4学时）

1）培训目标　掌握、熟悉和了解本环节所规定的内容。

2）培训内容

• 事件背景资料介绍，要求学员根据预案和事件情境制订风险沟通计划。

—学员分组在规定的时间内讨论制订并提交风险沟通计划、草拟新闻发言稿及网络公告等新闻发布通稿。

—模拟一次新闻发布会，就不同的新闻发布会角色对抗演练，教师和学员均可作为记者进行提问。

—助教对小组讨论的过程进行观测和打分，作为各学员的成绩参考。

—老师对整个操作过程进行总结。

3）培训材料　桌面推演剧本，包括各类问题的设定与参考答案。

## 第九模块：突发公共卫生事件应急处置评价

**1. 针对的问题**

一起突发事件最终造成了哪些危害，如何评价？应急处置的效果如何评价？评价应包含哪些内容？评价的流程、方法和工具有哪些？

**2. 培训目标**

增强卫生应急管理人员的评价意识，提高对突发公共卫生事件应急处置评价的能力，能应用评价理论和方法，确定评价指标，实施并完成评价。

**3. 培训方式**

理论讲授、小组讨论、汇报与点评。

**4. 培训时间**

2 天，计 16 学时。

**5. 培训内容**

(1) 理论讲授（4 学时）

1) 培训目标　掌握、熟悉和了解本环节所规定的内容。

2) 培训内容

—事件评价概念与相关理论。

—国家政策的要求。

—国内外应急处置评价的现况，我国在应急处置评价方面存在的问题，改进的策略与方法。

—制订事件评价计划应遵循的一般原则、操作程序、技术规范、评价工具、注意事项等。

3) 培训材料　教师授课的幻灯片，学员用的讲义。

(2) 小组讨论（4 学时）

1) 培训目标　掌握、熟悉和了解本环节所规定的内容。

2) 培训内容

—分为 3～4 组，每组 5～10 人。选出一个组长、一个副组长。

—根据教师给定案例，提出讨论提纲，要求按照案例中的情境，运用适宜的方法构建事件影响的评价指标体系，并对该事件的影响及处置措施进行评价。

3) 培训材料　包括学员携带来的或准备的突发事件案例、小组讨论提纲。

(3) 小组汇报与专家点评（4 学时）

1) 培训目标　掌握、熟悉和了解本环节所规定的内容。

2) 培训内容

—每组选派一位学员汇报讨论结果，包括存在的问题和修改建议。

—小组其他成员补充。

—专家点评（教师、助手、项目组其他成员）。

—其他组学员可以提出问题，该组学员进行回答。

## 七、培训质量控制

### （一）目的

按照培训计划所规定的标准，对培训的每一个环节进行质量监督控制，及时发现培训中存在的问题，保证培训的顺利进行，实现预定的培训目标。

### （二）原则

1. 确定质量控制的指标，指标要针对培训的主要环节，具有可操作性。
2. 参与培训的师资、学员和组织管理者都应明确质量控制指标。
3. 根据质量控制指标发现问题后应及时反馈，并制订有针对性的调整及应对措施。

### （三）内容及方法

培训期间指定1～2名组织管理者作为培训质量监督控制人员，根据培训质量控制指标对培训的主要环节进行观察记录，对存在的问题及时反馈并做出调整。

培训质量控制指标主要包括以下内容。

**1. 理论授课环节** 教师是否准备了幻灯片及讲义、讲授内容是否涵盖了培训计划要求的知识点？教师授课表现如何？学员课堂表现如何、出勤情况如何？该环节是否按时完成？

**2. 小组讨论环节** 学员是否携带了讨论案例或教师是否准备了讨论案例？教师是否准备了讨论提纲及要求？教师是否参与了小组讨论？学员讨论情况如何？讨论环境是否合适？学员出勤情况如何？该环节是否按时完成？

**3. 小组汇报及专家点评** 学员是否准备了汇报材料？汇报及点评流程是否符合培训计划？教师点评情况如何？学员出勤情况如何？该环节是否按时完成？

**4. 桌面推演** 教师是否准备了推演脚本？推演流程是否符合培训计划？学员讨论情况如何？讨论环境是否合适？教师点评情况如何？学员出勤情况如何？该环节是否按时完成？

可使用培训质量控制表（见附录C）对培训过程进行简要记录，对存在的问题及时向培训组织方、培训教师、学员进行反馈，培训结束后对记录进行总结，概括培训总体情况、存在的问题，以及各个模块培训过程中存在的亮点及问题。

## 八、培训效果评价

### （一）目的

1. 评价培训结果达到预期目标的程度。
2. 发现培训存在的亮点及问题，持续改进培训方案。

## （二）注意事项

培训效果评价务必客观真实，因此，评价前应向学员强调培训效果评价的重要性，要求学员必须认真、真实作答。

## （三）内容及方法

可采用教师课堂评价、培训前后考试、问卷调查、满意度调查、定性访谈等方式进行评价，评价者可根据培训的实际情况选择其中几种方式对培训进行评价。同时，培训结束 3～6 个月后，还需要进行远期效果评价。

**1. 教师课堂评价**

（1）目的：从教师角度考核学员培训期间的表现及成果，评估学员培训是否合格。

（2）方法：小组讨论前将个人表现评分标准表（见附录 D）交予负责该模块的教师及助手，须保证每个小组至少有一位教师或助手参与讨论，并根据学员在该模块的表现及成果对每位学员进行评分，以每位学员在小组讨论中的个人表现作为其个人得分。汇报点评前将小组汇报评分表（见附录 E）交予参与汇报点评环节在座专家，以每组学员在小组汇报中的表现作为该组所有学员的小组得分，每位学员的考核总分＝个人得分＋小组得分。

（3）结果处理：计算每个模块学员的平均分、最高分、最低分，以及每 10 分段学员人数，总结是否有不及格的学员，每个模块的平均分如何。

**2. 培训前后考试**

（1）目的：通过培训前后考试检验培训是否丰富并提高了学员的知识和技能。

（2）方法：分别于培训开始前及培训结束后进行一次卫生应急管理知识技能测试，前后测试可采用同一份试题，也可采用难度相近的不同试题。试题分为选择题和案例题。选择题由单选题和多选题组成，题量以 30 题左右为宜，题目应主要来自培训教材中所有模块的重要知识点，不宜只集中于几个模块；案例题以 1 道为宜，可采用案例分析或情景模拟操作，以考查学员运用培训模块知识技能的能力。若培训时间较短，模块数较少，可考虑不采用此方式。参考试题见附录 F，可从中进行选择。

（3）结果处理：计算前后两次测试的最高分、最低分、平均分，分析培训前后学员知识、技能水平情况，采用 SPSS 软件中的配对 $t$ 检验比较培训前后分数差别是否有统计学意义。

**3. 问卷调查**

（1）目的：调查学员基本信息、培训前各模块需求情况、培训后各模块提高情况，以及培训前后学员态度、工作信心的变化。

（2）方法：培训前和培训后对学员进行问卷调查（见附录 G），可随测试一同进行。

（3）结果处理：总结培训学员基本情况，计数信息采用个数及百分比描述，计量信息符合正态分布的采用均数±标准差描述，不符合正态分布的采用中位数及四分位间距描述；培训前需求情况及培训后提高情况采用人数及百分比描述；能力自评分析各项平均数，并采用 SPSS 软件中的配对 $t$ 检验比较培训前后差别是否有统计学意义。

**4. 满意度调查**

（1）目的：评价学员对培训各模块的内容、时间、方式、师资等方面的满意度情况。

（2）方法：由于模块间的差异性，每个模块培训结束后，学员都要填写针对各个模块的满意度调查表 1 或满意度调查表 2（见附录 H）。

（3）结果处理：如采用满意度调查表 1，则计算各个模块“很满意”“满意”“一般”“不满意”“很不满意”人数百分比，采用 SPSS 软件中的秩和检验比较模块之间满意度是否有差别；如采用满意度调查表 2，则计算各个模块各项评价内容的平均分，采用 SPSS 软件中的配对 $t$ 检验比较模块之间满意度是否有差别。

**5. 定性访谈**

（1）目的：深入了解学员对培训的意见和建议，以及培训对学员的帮助。

（2）方法：培训期间根据访谈提纲（见附录 I）对部分学员进行半结构式个人访谈，培训结束后组织所有学员进行座谈，谈谈培训感受，由专门记录人员尽可能全面地记录信息。

（3）结果处理：根据主题对访谈及座谈结果进行归纳整理，总结学员的意见、建议及改变情况。

**6. 远期效果评价**

（1）目的：通过了解学员一段时间的工作情况，评价培训内容的实用性，以及培训对学员行为、工作方面有何帮助。

（2）方法：培训结束后 3～6 个月，对学员进行远期效果问卷调查（见附录 J），可用电子邮件发送问卷，请学员填写。

（3）结果处理：总结人数及百分比，总结学员对培训的意见和建议，以及培训对学员有帮助的具体事例。

## 九、撰写培训评价报告

一份完整的评价报告最好包括以下要点。

**1. 摘要** 指对报告要点的概括，可帮助读者掌握要点。

**2. 引言** 简要说明培训概况、评价的目的等。

**3. 方法** 简要概述采用的评价方法、指标、实施步骤等。

**4. 结果** 利用图、表、文字阐述培训评价结果。

**5. 结论和建议** 讨论分析评价结果，提出结论和建议，说明培训对学员的帮助，培训在哪些方面还需要继续改善。

**6. 附件** 包括所有采用的评价工具，如问卷、试卷、访谈提纲等。

评价报告的撰写应客观真实、实事求是。对于培训结果中存在的问题，如某学员认为某模块没有帮助，应深入分析其原因，再提出相应的改善措施。所有结论的提出应当有相应的结果内容进行支持，做到有理有据。

# 第三章　卫生应急管理人员模块化培训研究报告

## 一、研究背景

当今世界，人类面临着前所未有的发展机遇，同时，也面对着人口、资源、环境、效率与公平等错综复杂矛盾的挑战。特别是进入21世纪以来，自然灾害、人为因素导致的事故灾难、公共卫生事件、恐怖袭击和战乱等各类突发事件接踵而至。突发公共卫生事件常在短时间内造成大量人群发病和死亡，使公共卫生和医疗体系面临巨大压力，造成医疗资源相对不足，甚至冲击医疗卫生体系本身。这一切不仅直接危害到了人类的生命安全和健康，也对国家财产和社会稳定构成了巨大威胁。高水平的应急管理能够有效化解这些风险和危机，及时应对和降低突发事件带来的危害，因此，应急能力的建设已成为世界各国政府和人民共同关注的焦点问题。

我国政府高度重视卫生应急核心能力建设，《国家突发公共卫生事件应急预案》和《突发公共卫生事件应急条例》均强调了卫生应急培训工作的重要性。为提高卫生应急管理人员的技术水平，国家卫计委及各省市相关部门广泛开展各级各类卫生应急人员培训工作。取得良好成效，但也存在内容局限、方法单一等问题，培训质量有待于进一步提高。

模块化教学模式（modules of employable skill，MES）已在第一章做过简单描述。MES是在深入分析每个工种和技能的基础上，严格按照工作标准（岗位规范），将教学大纲和教材开发成不同的培训模块，形成类似积木组合式的教学方式。MES自引入我国20多年来，广泛应用于各类职业培训，近年来，以其灵活性、针对性、现实性、经济性的特点，越来越受国内教育理论工作者及各类职业技术学校的关注，但在卫生应急领域的应用尚无文献资料。

我国卫生应急管理学科体系尚未形成，尚无可供培训演练的模拟应急指挥中心，学科和硬件设备建设与发达国家存在较大差距，现阶段主要依靠短期课堂培训提高人员能力。良好的培训效果需要良好的培训设计。国家迫切需要建立有效的、以能力培训为主的培训模式，以适应不断增长的卫生应急能力需要。为此，《中国/世界卫生组织卫生技术合作项目（2010/2011年度）》选择对卫生应急管理人员培训模块化进行研究，试图通过探索，建立适合我国国情的卫生应急管理人员规范化培训方案，加强IHR核心能力建设。

我国很多卫生应急培训缺少培训评价机制，许多培训单位只是在培训结束后进行简单的测试和问卷调查，缺乏培训前的需求评价、必要性可行性分析，培训中的过程监控记录，以及培训后的学员行为、态度、工作绩效方面的评价。目前我国卫生应急工作发展仍不成熟，卫生应急培训也处在摸索阶段，而要验证培训效果的好坏则需要系统完善的评价体系，这对于改进我国卫生应急培训现状，提高我国卫生应急管理水平有着非常重要的作用，因此，有必要探索适合我国国情的科学、实用、可操作性强的卫生应急培训评价体系。

## 二、研究目的

**1. 总目标**

根据实际需求，探索适合我国卫生应急管理人员的课堂培训方案，并从项目背景、项目投入、项目过程、项目成果四个方面对培训方案评价，探讨模块化教学应用于卫生应急管理培训的适宜性，为完善卫生应急管理模块化培训提供参考，为高效、可持续的卫生应急管理培训提供依据。

**2. 具体目标**

（1）了解国内外应急培训的现状，发现国内应急培训存在的问题。

（2）通过政策研究、卫生部门负责人访谈和培训对象的问卷调查，了解国家、部门和培训对象等利益相关者的培训需求。

（3）根据卫生应急管理工作特点，选择适宜的基础培训模式，制订卫生应急管理人员课堂培训方案。

（4）考察本次培训是否达到了预期目标，即是否增加了受训者的卫生应急知识、提高了技能，改变了受训者的行为和态度。

（5）查找本次培训中存在的亮点和不足，为保持培训可持续发展提供依据。

（6）提出适宜的卫生应急管理培训模块，为形成适宜我国的卫生应急管理人员培训模式提供依据。

## 三、研究内容与方法

### （一）卫生应急管理人员模块化培训研究内容

**1. 理论研究** 从现状入手，首先，通过深入分析卫生应急管理工作特点和培训技术中的现存问题，确定培训的功能定位，挖掘影响培训效果的实质根源，再借助成人教育特性、现代教育理论及已获得的成功培训经验等相关研究成果，制订针对性的解决策略，选择适宜性较强的模块化教学模式。

**2. 需求评估**　完整的需求评估包含三方面的内容，即组织分析、岗位分析和人员分析。组织分析是根据相关法律法规、政策的要求，提出培训需求，目的是通过了解组织目标，确认培训在帮助组织实现战略目标、加强组织内部运行效率方面可以起到的作用。岗位分析针对工作岗位的职责要求而提出培训需求，本研究通过深入访谈相关部门负责人，整理归纳有关部门职责和工作要求的说明文件，进行岗位分析，了解部门需求并确定关键任务及在培训中要丰富、改善的知识、技能和行为方式。人员分析是通过对具体人员的调查，确定其所需内容。

**3. 培训方案的开发与适宜性分析**　教学模式是抽象理论得以发挥其实践功能的中间环节，培训方案是教学模式付诸实践的具体计划。因此，本研究以 MES 模式和需求评估的结果为基础，开发制订培训方案的相关要素，包括培训的模块、时间及形式、教学方法与流程、师资、考核方式及结业形式等。

为达到研究目标，切实制订出符合我国各级各类卫生应急管理人员的培训方案，需要进行方案适宜性调查，根据调查结果，分析发现各级各类人员的需求特点，探讨其内在的影响因素，为各地区制订效果更好、适宜性更强的具体培训方案提供建议。最后，根据本次合作项目的要求，产出卫生应急管理人员的培训方案。

**4. 逻辑框架（图 3-1）**

## （二）卫生应急管理人员模块化培训研究方法

**1. 文献研究**

（1）资料来源：应用 CNKI、政策法规库，从卫计委及相关部门收集有关统计信息、文件资料、相关专著、教材等，具体包括：《国际卫生条例》及 WHO 关于卫生应急核心能力建设的相关文件，卫计委关于卫生应急人员能力建设、培训方面的政策文件，国内外有关卫生应急人员培训的研究论文，成人培训与教育的理论、方法、技术方面的专著、教材和论文。

（2）研究内容：了解培训现状，存在问题，培训经验，卫生应急管理工作特点，成人培训与教育理论、方法、技术及解决策略；了解 WHO、中国政府对卫生应急人员能力及培训的要求；了解国内外卫生应急人员培训现状、存在问题及对策，为制订培训方案提供依据。

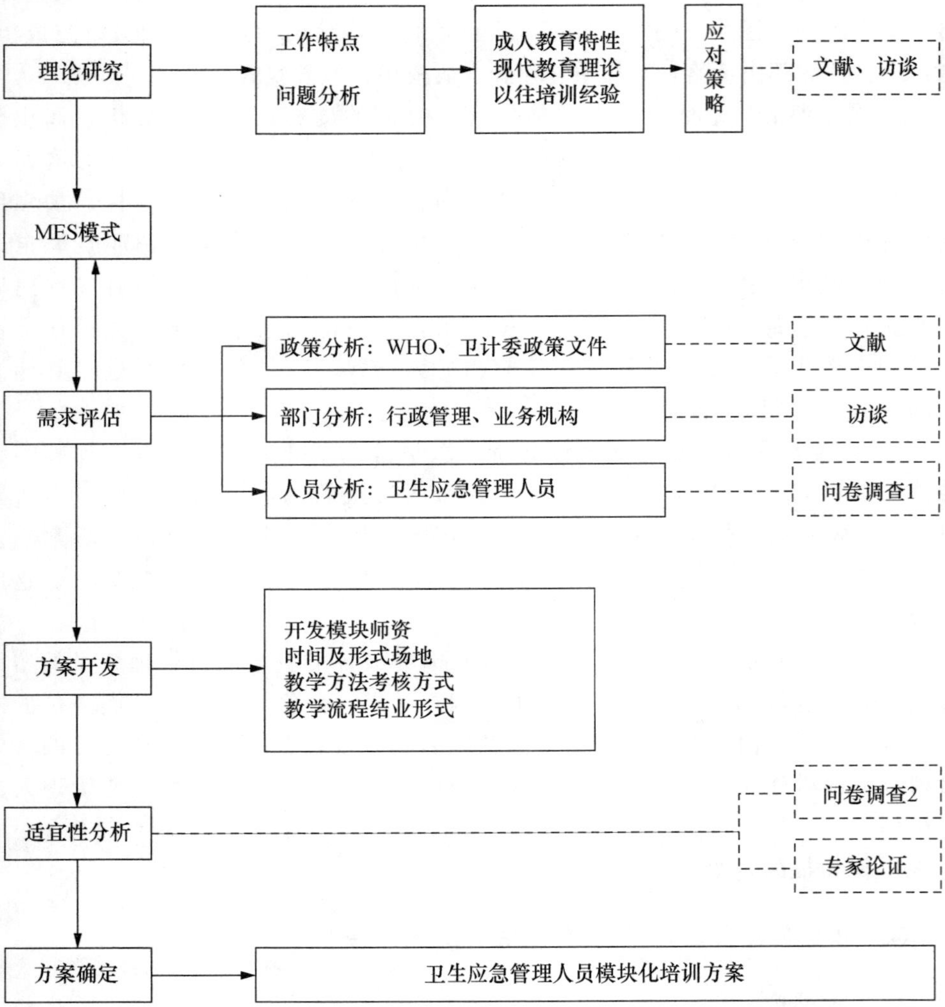


图 3-1 项目研究的逻辑框架

**2. 问卷调查**

（1）需求调查

1）调查对象及方法：采用非随机抽样的方法，向 115 名省地级卫生行政部门、CDC 的卫生应急管理人员和专业人员发放调查问卷。

2）调查内容：依据《全国卫生应急工作培训大纲（2006—2010 年）》拟定培训内容，并对教学方法、时间、考核方式、培训现状等开展初步调查。

（2）方案适宜性调查

1）调查对象与方法：采用非随机抽样的方法，选择北京、安徽、福建、广西、贵州、湖北、湖南、河南、吉林、江苏、江西、辽宁、宁夏、青海、四川、山西、云南、浙江、新疆、新疆建设兵团等20个省级单位，以其所辖的省地县三级卫生行政部门应急管理人员、相关专业技术机构中分管应急工作的负责人员作为调查对象，相关专业技术机构包括医疗机构、疾病预防控制机构、卫生监督机构、救援中心（急救中心）等单位。

2）调查内容：①人员基本情况，包括专业、学历、工作单位的级别和类别、从事卫生应急工作的时间及既往参加培训的情况等；②对培训方案的需求程度，包括模块和培时间、组织形式、教学方法、师资、考核等；③对培训方案其他方面的意见和建议。

**3. 定性访谈**

（1）个人深入访谈

1）访谈对象：10余名卫生行政部门的应急办负责人及卫生应急管理专家。

2）访谈内容

①理论研究阶段：了解卫生应急工作特点，主要包括部门职能、工作内容、现行机制、工作体会及建议期望等；②需求调查阶段：咨询培训工作现状、存在问题、相关培训资源、接触过的培训理念和经历、改进建议及各类管理人员对培训的需求等问题。

（2）专题小组访谈

1）访谈对象：WHO驻华代表处负责人、WHO外请专家、国家卫计委应急办及部分省（市）级应急办负责人、军事医学科学院应急专家和多个高校卫生管理学院的教授。

2）访谈内容：

①需求调查阶段：研讨需求问卷的内容和结构，提高问卷的信度和效度。听取相关人员对培训的意见和建议；②适宜性分析阶段：项目组汇报需求评估结果和方案的初步设计思路，研讨下一阶段适宜性调查的问卷内容和结构，提出调查方案的意见和建议；③确定方案：根据适宜性调查的研究结果，研讨并修改初步方案，论证可行性，形成最终方案意见。

**4. 现场考察** 对卫生应急指挥中心及其信息系统进行实地考察，了解卫生应急管理工作的流程和状态。

**5. 资料整理和分析**

（1）定量资料：采用Epidata 3.0软件对收集的问卷进行双份录入，确保录入数据的准确无误；使用SPSS 11.5进行数据清理和整理，剔除存在逻辑错误的数值，进行变量名更改、数据库合并等数据整理工作，使得数据库适合进行统计分析。运用统计描述和卡方检验进行数据分析。

（2）定性资料：理论研究主要运用问题树的分析方法，将培训现状问题进行分层罗列，逐一分析发现问题根源，寻找解决策略。

对于个人深入访谈和专题小组访谈法获得的定性资料，访谈前征得专家同意，对访谈过程进行记录并辅以录音，访谈完毕后及时整理录音和笔记，对整个记录的分析和解释采用内容分析法和主题框架法，先按照研究目的对资料进行编码、分类，然后对经过编码分类的资料做出相关问题（如原因、结果、关系）的解释。

**6. 质量控制**

调查问卷均在参考众多文献、文件和定性研究后进行设计编写，并经过专家论证和预调查修改，确保有较高的信度与效度。第一次问卷调查：从首都医科大学卫生管理与教育学院的研究生中选择调查员，并对他们进行统一培训。第二次问卷调查：对各省市应急办负责人进行统一培训，就相关内容形成书面说明，明确调查对象及相关概念和含义，由各省市应急办对调查过程的质量进行控制，对填写好的调查问卷及时复核和查漏补缺，从首都医科大学卫生管理与教育学院的研究生中选择监督员，到部分省市进行监督和抽查，确保调查资料的准确性和完整性。

在进行定性访谈前拟定详细的访谈提纲，并通过最初的两次访谈进一步完善，确保不遗漏问题；访谈对象选择有多年工作经验的管理者和具有一定声望的专家，确保访谈有代表性；在访谈过程中进行录音，并积极调动被访者谈话的兴趣，充分地获得信息；访谈结束后，及时整理笔记和录音，并对涉及的重要内容进行编码和分析。

## （三）卫生应急管理人员模块化培训项目评价方法

**1. 评价模型**

本次培训评价采用 CIPP 评价模型，该模型将培训评价分为四个基本层次——背景评价（context evaluation）、投入评价（input evaluation）、过程评价（process evaluation）和成果评价（product evaluation），“CIPP”就是由这四个层次的首字母组成。背景评价是评价项目前期的准备情况，包括项目的背景如何、项目的对象和目标是什么、项目受益人的需求是什么、项目开展存在哪些困难等；投入评价是在背景评价的基础上评价项目方案的效用性和可行性，分析在现有的投入资源情况下是否能完成培训；过程评价是对方案实施过程进行监督、记录、反馈，以不断调整和改进实施过程；成果评价是对目标达到程度所做的评价。在成果评价阶段借鉴了 Kirkpatrick 评价模型，对培训的近期成果（学员的知识、技能、态度改变情况）和远期成果（学员的行为和工作绩效改变情况）均进行了评价。图 3-2 为本次项目评价逻辑框架。

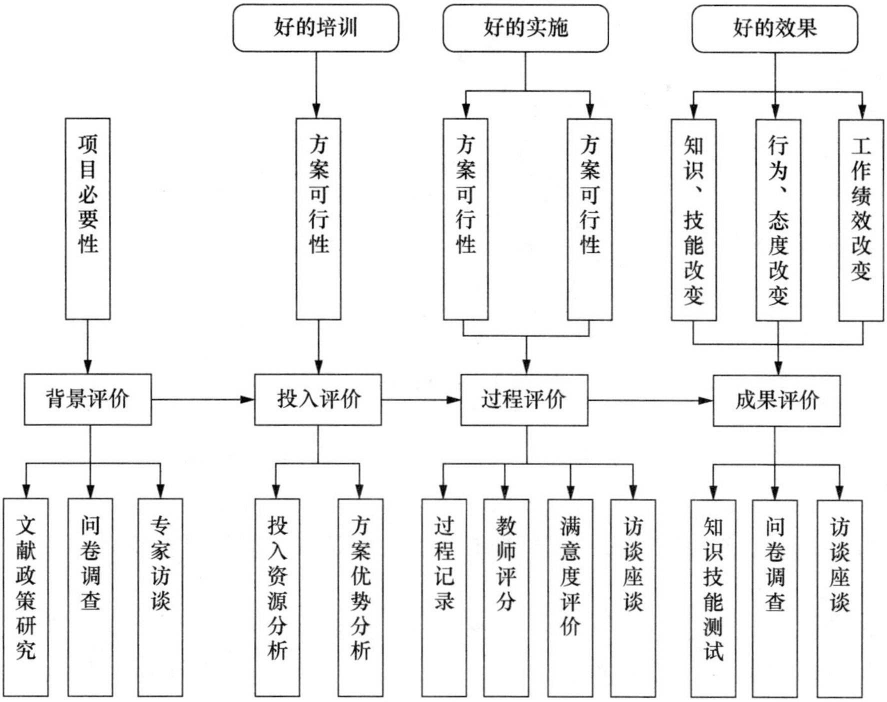


图 3-2　项目评价逻辑框架

**2. 具体评价方法**

（1）背景评价

1）通过文献研究了解国内卫生应急发展、培训情况，以及目前培训普遍存在的问题。

2）通过政策分析了解国家对卫生应急人员的要求。

3）通过问卷调查了解卫生应急人员的培训需求。

4）通过专家访谈确定培训对象、目标。

（2）投入评价

分析投入指标是否能保证培训项目的完成，根据背景评价的结果论证培训方案的合理性和可行性。

根据背景评价的结果论证培训方案的合理性和可行性，包括培训方案是否满足了受训者的需求，培训方案具有哪些优势，是否解决了目前卫生应急培训普遍存在的问题。

（3）过程评价（图 3-3）

1）管理人员过程记录

评价者：项目组管理人员

评价对象：师资、学员

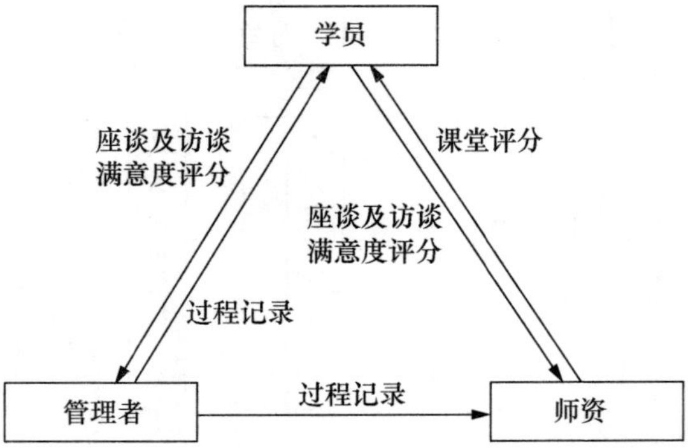


图 3-3 过程评价

评价目的：从外部观察者的角度评价课堂培训过程的完整性、是否按培训方案要求进行、师资是否能按培训方案要求完成教学任务并达到所要求的效果、学员是否有良好的依从性，是否对培训有热情及保持培训的环境和秩序，控制培训质量。

评价内容及方法：培训期间每一个模块的每一个环节都由 1 名项目组管理人员在场客观记录培训的整个过程，主要关注 9 个模块各个环节的亮点和不足，包括教师是否按培训方案要求的方式和内容进行讲授、教师授课的水平、学员听课的态度、学员讨论的情况、教师点评的情况、课堂秩序、培训环境等。

评价工具：过程评价表

结果分析：总结过程记录资料，找出总评高和总评低的环节，结合其他方面评价分析培训的优点和不足。

2）教师课堂评分

评价者：师资

评价对象：学员

评价目的：从教师的角度评价学员的个人表现及各个小组的整体表现，评价学员在各个模块中的学习是否合格。

评价内容及方法：教师在小组讨论环节对学员在小组讨论中的个人表现进行评分，满分为 100 分，该评分为学员的个人得分；教师在汇报点评环节对各小组的汇报情况进行评分，满分为 100 分，该评分为学员的小组得分；教师在桌面推演环节对各小组的汇报情况进行评分，满分为 100 分，该评分为学员的小组得分。学员在该模块的总得分为个人得分和小组得分之和，其中个人得分占总得分的 30%，小组得分占总得分的 70%。

评价工具：小组讨论评分表，小组汇报评分表，桌面推演评分表

统计分析：统计各个模块学员的平均分、最高分、最低分，观察是否有不合

格学员，学员课堂表现得分是否理想。

3）学员满意度评价

评价者：学员

评价对象：师资、管理人员

评价目的：从学员角度定量评价本次培训的过程安排，学员、教师、管理人员的表现，考察培训方案的合理性、师资表现是否能达到要求的效果、学员是否有热情、项目组组织管理是否到位。

评价内容及方法：每个模块结束后由学员填写满意度调查表，对各个模块的安排、师资表现、组织管理及模块的各个环节进行满意度评分（总分1～10分）。

评价工具：满意度调查表

统计分析：计算各个模块各项满意度评价内容的平均分，观察学员的满意度情况，采用方差分析的方法，分析各模块之间满意度评分是否有差别，分析差别存在的原因。

4）学员个人访谈及小组座谈

评价者：学员

评价对象：学员、师资、管理人员

评价目的：从学员角度定性评价本次培训的过程安排，学员、师资、管理人员的表现，考察培训方案的合理性、师资表现是否能达到要求的效果、学员是否有热情、项目组组织管理是否到位。

评价内容及方法：管理人员于培训期间对部分学员进行访谈、培训结束后组织所有学员进行小组座谈，了解学员对本次培训安排、自身表现、师资表现、项目组组织管理的看法，有何建议。

结果分析：采用主题框架法对学员访谈及座谈资料进行整理，总结学员的意见和建议。

（4）成果评价

1）学员学习效果评价

①卫生应急测试

评价目的：考察学员培训前后的卫生应急管理知识和技能掌握情况，评价本次培训是否丰富和提高了学员的卫生应急管理知识和技能。

评价内容及方法：根据培训模块设计测试题，采用随机分层抽样将设计好的测试题分为培训前和培训后两部分，保证培训前后测试题都涵盖了各个模块的内容且难度相近，测试题包括单选题，多选题，案例分析题和论述题，总分为100分，于课堂培训开始前和结束后对学员进行测试，由项目组人员负责监考，学员不得查阅资料、相互讨论，测试完后试卷交由项目组批改。

评价工具：卫生应急测试题（培训前、培训后）

统计分析：计算培训前和培训后学员测试的平均分、最高分、最低分，采用配对 $t$ 检验分析培训前后两次测试得分是否有差异。

②学员问卷调查

评价目的：了解学员的基本情况、培训前对各模块的需求情况、培训后在各模块方面的能力提高情况，考察学员培训前后对自身卫生应急能力及对卫生应急关键知识点重要性的评价情况，评价本次培训是否有效，是否提高了学员的卫生应急信心，改变了学员的卫生应急态度。

评价内容及方法：培训前后分别对学员进行问卷调查，学员需要填写个人基本信息；培训前按照“很需要”“需要”“一般”“不需要”“很不需要”的分级对各模块需求进行评价；培训后按照“提高很大”“提高较大”“提高一般”“提高较小”“没有提高”的分级对自己在各模块方面的能力提高情况进行评价；培训前后对自身的 8 项能力进行评分（总分 1～10 分）；培训前后对 10 项卫生应急重要知识点（选自 IHR 核心能力建设问卷）进行重要性评分（总分 1～10 分）。

评价工具：调查问卷（培训前、培训后）

统计分析：整理学员的基本信息、培训前需求情况和培训后提高情况；计算学员培训前后各项能力自评的平均分，采用配对 $t$ 检验分析培训前后学员在各项能力的评分是否有差别；计算学员培训前后对卫生应急知识重要性评价的平均分，采用配对 $t$ 检验分析培训前后学员对卫生应急知识重要性评分是否有差别。

③学员个人访谈及小组座谈

评价目的：通过与学员访谈及座谈了解本次培训的效果（是否丰富和提高了学员的知识、技能，改变了学员的态度和行为）。

评价内容及方法：培训期间对部分学员进行访谈、培训结束后组织所有学员进行小组座谈，了解学员对本次培训效果的评价，通过实例来说明本次培训对学员知识、技能、态度、行为产生的影响。

结果分析：采用主题框架法对学员访谈及座谈资料进行整理，归纳总结学员在知识、技能、态度、行为等方面产生的改变。

2）培训远期效果评价

①学员问卷调查

评价目的：学员通过一段时间的工作后再来评价本次培训是否有效，为进一步改进培训方案提供依据。

评价内容及方法：对学员进行问卷调查，了解学员对本次培训所学内容的实用性评价，培训是否对自身的行为态度及工作产生了影响。

评价工具：远期评价调查问卷

统计分析：整理调查问卷，总结各种情况人数比例。

②学员访谈及座谈

评价目的：深入了解本次培训对学员行为及工作绩效产生的影响。

评价内容及方法：了解学员通过一段时间的工作后，培训所学内容对他们是否有帮助，他们的行为是否有变化，有哪些具体实例，同时，本次培训在哪些方面还需要改善。

结果分析：采用主题框架法对访谈、座谈结果进行整理，总结学员行为及工作绩效改变的典型事例，并总结学员对培训的改进意见，形成最终的卫生应急管理模块化培训方案。

## 四、研究结果

### （一）理论研究结果

**1. 卫生应急管理工作的特点** 卫生应急管理是应用多学科知识、方法、技能和工具，以提高卫生应急效果为目标，针对突发公共卫生事件和突发公共事件医疗救援而开展的计划、组织、领导、协调、控制活动。具有鲜明的特点，具体如下：

（1）管理过程的阶段性：突发公共事件多种多样，但突发公共事件的卫生应急管理却有明确的阶段性，依据 PPRR 模型（prevetion，preparation，response，recovery）将应急管理流程划分为预防、准备、反应、善后四个阶段，每一个阶段又可分为多个关键的管理环节。对卫生应急管理流程进行分析有助于学习和掌握应急管理规律，见图 3-4。

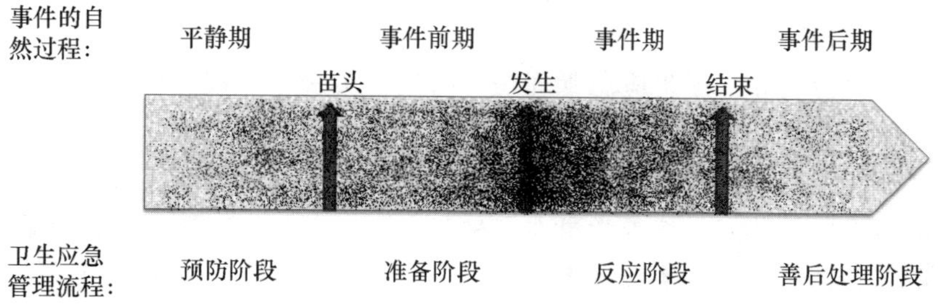


**图 3-4 事件发生的自然过程与卫生应急管理流程**

事件的发生不是偶然的，而是由导致事件发生的多种因素不断产生、积累和相互作用的结果。一般可将事件大致分为四个阶段。①平静期：事件的风险源处于较低水平，没有发生事件的任何迹象。②事件前期：即出现事件苗头到事件发生。当风险源积累到一定水平，就可能出现特定事件的苗头或迹象，如发热患者在短时期内突然大量增加，某种动物突然大量死亡。③事件期：即事件发生到现场处置结束。随着事件的发生，风险的能量不断释放，直到恢复正常状态。④事件后期：现场处置工作结束后，事件造成的损害得到修复与补偿。

突发公共卫生事件的应急管理也随着事件过程的发展分为四个阶段——预防阶段、准备阶段、反应阶段和善后处理阶段。预防阶段包括“监测”和“风险管理”等任务，即在正常状态，通过各项监测数据，对风险源进行排查与评估，及时消除各种可能的风险源，预防事件的发生；准备阶段包括“预案编制”“预警”“人力资源建设”和“物资储备”等任务，即对事件的苗头和迹象，应早发现、及时预警、早做准备，控制事件的发生，或降低事件的强度，并做好应对的充分准备——制订预案、保障充足的人力和物力；一旦事件发生，进入反应阶段，包含的管理环节有“响应”“现场组织与指挥”“风险沟通”和“应急实验室管理”等任务，这一阶段要能够及时、有效地应对，进行现场处置，并与相关部门和公众通报事件信息，减小事件造成的损失；现场处置结束后，进入善后处理阶段，通过对事件危害和处置过程的客观评价，发现问题，总结经验，为将来的政策制定、资源分配、恢复重建等提供依据。当然，各项任务在应急的不同阶段存在相互交叉与重叠，如各个阶段均要求“风险沟通”、预防和准备阶段都包括“预案编制”“物资储备”“人力资源建设”等任务，只是任务的重点在各个阶段存在差别。

（2）知识的交叉性：虽然目前卫生应急管理尚未形成独立的知识、能力体系，但它显然是一门交叉学科。卫生应急管理本质上是管理学的一个分支，要求对突发公共事件的卫生应急进行计划、组织、领导、协调和控制，需要借助于风险管理、危机管理、流行病与卫生统计、媒体沟通、仓储与物流等方面的理论、方法、技能和工具，涉及管理学、临床医学、灾害医学、预防医学、心理学、伦理学等多个学科。

（3）能力为主导：卫生应急管理是一门基于实践的学科，其培训需求来源于对工作岗位、对管理人员的能力要求，检验培训效果的主要指标是学员管理能力的提高。因此，卫生应急管理培训应以能力为导向，不但需要培训理论、知识，还需要培训方法、技能，培养学员在各种复杂环境下分析问题、解决问题的能力和在信息不完备情况下的决策能力。

（4）内容的规范性：国家“一案三制”的卫生应急策略为卫生应急管理培训提供基本依据，各种培训须以此为依据，在此原则指导下组织教学内容，选择教学方法。卫计委（原卫生部）连续制订了《全国卫生应急工作培训大纲（2006—2010年）》《全国卫生应急工作培训大纲（2011—2015年）》，为培训内容的制订和需求调查提供了重要依据。

**2. 国内卫生应急管理培训的问题根源分析**

（1）培训多以短期目标为主，难以实现综合应急能力的提高：目前国内开展的卫生应急管理培训多以短期目标为主，主要介绍我国卫生应急管理体制、组织结构和相关政策法规，或就突发事件进行专题培训，如禽流感、甲型 H1N1 等疫情的处置，以有效应对面临的卫生应急任务为培训目标，属于“点”的培训。这种培训虽具有实用性，但不利于对卫生应急知识的系统掌握；同时，卫生应急管理工作的应用性很强，不但需要掌握相关理论、方法、技术，还需要具有较强的应变能力，根据不断变化的情况做出综合判断，以“点”为目标的培训很难满足综合能力培养的要求。

（2）培训内容缺乏系统规划，难以满足实际需求：目前的培训内容主要集中在对卫生应急“一案三制”的介绍与理解，以及主要突发公共卫生事件的专题培训。由于“一案三制”的内容广泛、突发事件种类多样，单次培训很难深入；而缺乏系统设计的多次培训中，教师为了保证自身授课部分的完整性，必须对基本内容进行重复，因此，低水平重复培训难以避免。自 SARS 以后，重大传染病的应急处理的重视程度提高，类似的专题培训次数最多。而近年来频发的生活饮用水污染事件应急处理、化学药品急性中毒应急处理、公共场所危害健康事故和空气污染事故应急处理等方面的培训还没有广泛开展。

卫生应急管理工作中有其关键环节及相关的知识和技能，卫生应急管理人员对培训的需求主要集中于此，而目前的培训多数缺少需求调查，部分调查中所反映的监测、预警、风险沟通、现场的组织指挥等内容，并没有受到广泛重视。学员在培训中只能被动地听教师讲授，工作中的实际问题则很难在培训中找到答案。同时，成人对培训有较高的个性化需求，希望培训能够达到“缺什么补什么”的效果，现阶段的培训显然不能满足这样的要求。因此，低水平重复培训与实际需求间的明显差距是造成培训对象培训热情不高、培训效果不好的重要原因。

（3）常用的培训模式或方式局限性明显，影响培训效果：目前的培训多以课堂讲授方式为主，这种方式容易导致学员产生厌倦情绪，不利于成人对知识的吸收和掌握。为了弥补理论教学“满堂灌”的不足，部分培训项目采用了情景模拟、案例分析等方法，增加了课堂互动性，但是比例很小。小组讨论在卫生应急培训中较为普遍，取得了一定效果。但在应用过程中，讨论的案例多是教师选择的典型案例，与学员的实际工作存在较大差距；讨论中成员各抒己见，但缺乏总结和对讨论结果的评价，部分小组讨论缺乏科学合理的设计，目标不明确，学员参与度低。

另外，远程网络、工作会议、自学、演练与参观也是国内常见的几种培训形式，它们各具特点，同时均存在一定局限性（表 3-1）。

表 3-1 国内卫生应急领域培训模式或方式的比较

| 几种培训模式或方式 | 特点及不足 |
| --- | --- |
| 传统的课堂教学模式 | 应用最为广泛，在单位时间内传递信息的效率较高，系统学到师资长期积累的知识；不足是不能满足学员个性需求，缺乏交流互动，培训后期效果维持较差 |
| 远程网络 | 能够克服时间和空间的限制，受训者自由掌握培训进度与资源，需要部门间实现资料共享，并定期整理更新内容，缺点是不能直接解答受训者学习过程中产生的问题及困惑，多是知识的传递，较难实现能力培养 |
| 工作会议 | 适合传达工作政策、部门精神及工作要求，可供与会人员交流经验，很难实现系统培训 |
| 自学 | 最节省经费，受训者完全掌控学习节奏，依赖个人的学习积极性，但不适合不成熟的知识体系。中国卫生应急管理尚未形成学科，某些问题尚无定论，理论书籍很少，自学资料受限 |
| 演练 | 受训者参与性最强，可以目睹他们的决定所产生的结果，能够锻炼和检验实战能力，资源消耗大，可能会对现实简单化处理，会影响受训者对现实的理解 |
| 参观 | 能够直观学习先进的工作模式和经验，但组织费时、花费大，可能流于形式，适合作为系统培训的一部分 |

（4）参与培训的时间难以保障，缺课对培训效果影响大：由于应急人员工作的特殊性，突发事件一旦发生，以处理突发事件为第一要务，不能保障固定的学习时间，培训时间以多次、短期为宜。传统培训前后内容联系紧密，要求学员自始至终连续参加培训，中途缺课前后联系不上，就会影响整期的培训效果。因此多次、短期的时间需求与传统模式结合将破坏培训内容的完整性。

（5）师资资源不足，理论水平与实践经验不均衡：培训的理想师资是既有理论基础，又有丰富的实践经验，但目前我国的师资水平还很难同时满足这两项要求。主体师资可分为两类，一类是职业教师，他们具有较深的理论功底，但没有或很少了解卫生应急管理过程，他们的知识来自文献，案例来自大家都很熟悉的经典案例，与日常卫生应急管理的距离较远。另一类师资是有实际工作经验的卫生应急管理者，他们往往缺乏理论高度，会以自己的经验替代可靠的证据，可能以偏概全，虽然实用，但缺乏指导价值。两类师资各有所长但均有明显不足，很难达到理论与实践的统一，影响培训效果。此外，如果上级领导担任培训教师，会导致培训氛围沉闷。由于学员与师资之间存在直接的行政关系，尤其是同部门内的培训，学员会产生较大压力，即使存在一些不同意见也不敢交流、探讨，影响到自由交流的氛围，难以达到良好效果。

将各类问题进行整理分析，以问题树的形式表示如下（表 3-2）。

表 3-2 卫生应急管理培训中的问题根源分析

| 分类 | 现象 | 问题 | 根源 |
|---|---|---|---|
| 目标 | 难以提高综合应急能力 | 短期目标为主 | 缺乏提升横向能力为主的目标规划 |
| 内容 | 低水平重复培训，实用性差；专题培训不均衡 | 内容多以“一案三制”和重大传染病为主 | 缺少需求调查和知识体系规划 |
| 方式 | 灌输为主，学员参与度低 | 传统教学模式，方法单一 | 纯理论授课不适用 |
|  | 常用的几种培训方法效果有限 | 各具特点，但均有局限性 | 现有方式不能满足培训要求 |
| 时间 | 培训时间难以保障，缺课对培训效果影响大 | 应急人员工作的特殊性 | 多次、短期的时间需求与传统模式不匹配 |
| 师资 | 学员对师资满意度较低 | 理论水平和实践经验不均衡 | 师资不足，有待培养 |
|  | 氛围沉闷，师生交流少 | 上级直接领导担任培训教师 | 行政关系密切，学员培训压力较大 |

**3. 解决存在问题的理论依据**

（1）成人培训的特性分析和应对策略

1）成人培训对象的特殊性

①成年人积累了丰富的学习、生活和工作经验，强大的“经验背景”主要对培训产生以下影响：

A. 成年人表现出的个性化、多样化的经历特点，使其学习兴趣、动机、习惯同样表现出个性化、多样化的特点。

B. 面对培训内容，首先会产生自己的主观判断，认为有学习价值的，不用强迫，就会主动参与到学习中去；认为价值不大的，可能就会产生抵触情绪，使得自身的主动性与培训效果密切相关。

C. 丰富的经验使成人具有一种情境推理的能力，并能借此阐述和指导自己的实践。通过情境推理，成人表现出一种认知灵活性。

②成年人自尊心更加强烈

A. 成年人更希望被尊重，倾向于适时表达自己的意见，在参与中学习，不愿一味被灌输。

B. 通常对学习缺乏自信，小心谨慎，担心自己的学习表现或成绩受到教师或学员们的差评价。因此，让他们在一个安全的、学习氛围自由的、被接受的环境中学习，效果会更好。

C. 成年人随着年龄的增长，短时记忆力会不断下降，因此，那些过多依靠短时记忆的培训方法，如讲座、纯理论授课等很难奏效。

2）参加培训的动机

成人培训含有主客观两方面的动机，一部分是在工作中感受到知识或者技术的局限性，希望能够提升自己；而更多的是客观上被所在部门或单位要求自己按照部门或单位的需要，紧扣工作实际去学习培训。这时候部门或者单位考虑单位的利益要多于员工个人的利益，并且对员工有些方面的要求或兴趣不予支持，甚至反对，这时学员在学习中就会缺乏积极性和主动性，使得很多的成人培训流于形式，无法取得理想的效果。

3）在学习目的方面的特点

成人学习者的目的性非常强，也非常现实。很少希望从基础理论进行系统学习。大多数成人只是希望获得自己最急需、最想得到的知识或技能，并且是一些马上能在实际工作中应用的东西，为当下的工作服务。

（2）相关教育理论

1）经验学习圈理论（图 3-5）

著名的成人教育专家大卫·库伯（David Kolb）提出的经验学习圈理论认为，学习过程是由四个阶段构成的环形结构，包括具体经验（concrete experience）、反思性观察（reflective observation）、抽象概念化（abstract conceptualization）和主动实践（active experimentation）。

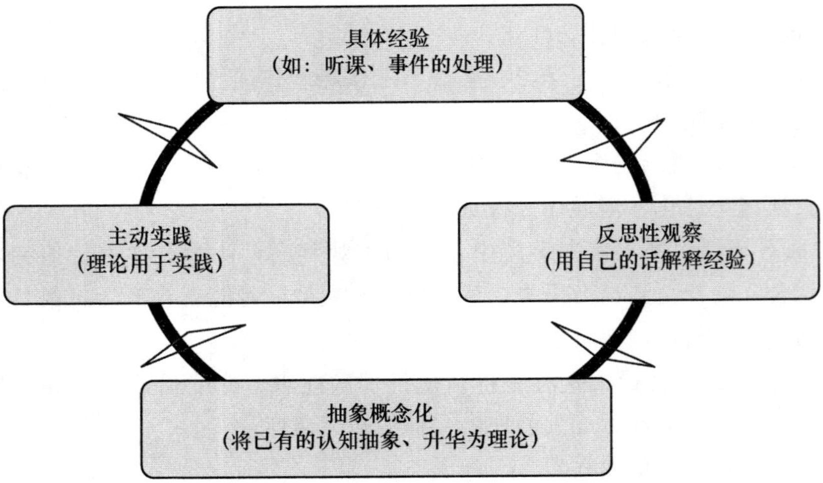


**图 3-5 经验学习圈理论**

具体经验是学习者的体验，可以是来自真实世界的体验，也可以是间接获得的经验，比如听一次课、经历一次突发事件都是一种体验；反思性观察是学习者在停下的时候对已经历的体验加以思考；抽象概念化是学习者必须对所经历的事物有所认知并且吸收它们，使之成为合乎逻辑的概念；到了主动实践阶段，学习者要验证这些概念并将它们运用到制订策略、解决问题之中去。

库伯认为，由于每个人的内在性格、气质的差异性，以及生活、工作阅历、教育知识背景的差异性，不同的学习者会有不同的学习风格，人们可以按照自己喜欢的方式，从不同的阶段开始学习，经历完整的四步循环。因此，本次培训的流程应涵盖四大阶段，提供给学员一次完成的学习过程。

2）认知领域分类

本杰明·布鲁姆（Benjamin Bloom）在认知学习领域中把教育目标分成六大层次，从低级到高级依次为：

①识记（knowledge）：主要指记忆知识，对学过的知识和有关材料能识别和再现。

②理解（comprehension）：主要指对知识的掌握，能抓住事物的本质，把握材料的意义和中心思想。可以借助三种形式来表明对知识材料的理解：一是转换，即用自己的话语或用与原先表达方式不同的方式来表达所学的内容；二是解释，即对一项信息加以说明或概述；三是推断，即预测发展的趋势。

③应用（application）：指把所学的知识应用于新情境。

④分析（analysis）：指能将知识进行分解，找出组成的要素，并分析其相互关系及组成原理。这一目标要求学生能对事物进行具体分析、叙述理由、举例说明、区别和指明，认出在推理上的逻辑错误，区别真正的事实与推理，判断事实材料的相关性。

⑤综合（synthesis）：指把各个元素或部分组成新的整体。这一目标要求学生能做到联合、组成、创造、计划、归纳、重建、总结等，如写出一份结构完整的论文提纲、提出一份系统的实验计划或方案等。

⑥评价（evaluation）：指根据一定的标准对事物给予价值的判断。这一目标要求学生能做到比较分析、评价效果、分辨好坏、指出价值。

浅层学习的认知水平停留在第一、第二层，以往的培训往往采取纯理论授课或以会代训的形式开展，所达到的效果多停留于此。深度学习的认知水平对应着后面的四层，因而，本次培训应在方案的设计上着力于引导学员进入深度学习，在理解学习的基础上，能够批判性地学习新的思想和事实，并将它们融入原有的认知结构中，能够在众多思想间进行联系，并能够将已有的知识迁移到新的情境中，学习做出决策和解决问题。

（3）模块化教学（MES）模式：教学模式是抽象理论得以发挥其实践功能的中间环节，是教学理论得以具体指导教学实践，并在实践中运用的中介，是为某一类教学及其所涉及的各种因素和它们之间的关系提供一种相对稳定的操作框架结构。教学模式是整个培训实施的载体，通常包含理论依据、教学目标、操作程序、实现条件和教学评价等五项因素，培训方案是教学模式的一部分，是将培训设计思路付诸实践的具体计划，是模式中教学目标、操作程序和实现条件的具体体现，因此，教学模式的选择是培训方案研究的重点内容。

MES通过描述某一种职业的全部职能（function），再把这些职能划分成各个不同的工作任务（tasks），以每项工作任务作为一个模块（modular unit，MU），具有如下特点：①培训目标层次清晰，具体明确。除了培训总体目标外，每个模块都有一个具体的学习目标。②培训内容以工作岗位需求为导向，针对工作岗位上实际发生的问题，开展与之相关的理论、方法、技能等方面的教学，针对性极强。③模块化培训以技能培训为核心，理论知识以够用为度，按需施教，以此优化课程结构，使学科本位的教学模式转变为能力本位的教学模式。④每个模块都是完整和独立的知识体系，可独立学习，分别掌握；各模块之间又紧密相连，共同构成工作岗位所需要的、完整的知识与能力体系。⑤模块化培训是一种积木组合式的培训模式，培训内容可根据不同的授课群体，对模块进行灵活调整、删减或增加；学员也可以自由地选择一个模块或多个模块的组合，满足个人需求。⑥培训内容有易更新性，各个模块较为独立，能够较方便地做到摒弃陈旧的内容和增添新的内容，从而可以使培训紧跟实际工作不断变化的步伐。⑦培训形式以学员为中心，强调学员参与教学全过程。⑧培训时间灵活，可以进行多模块的集中培训，也可以拆分模块，分期培训。⑨培训的高效性。由于学员对学习内容能够自由选择，使学员能够保持较强烈的学习动机；同时，每个教学模块都比较短小，周期短，目标明确，使学员能够看到成功的希望，有利于保持学习热情，提高培训效率。

## （二）需求评估结果

### 1. 卫生应急相关政策分析

（1）能力要求

世界卫生组织的《国际卫生条例（2005）》明确规定监测和应对的核心能力要求：“缔约国应当利用现有的国家机构和资源，满足本条例的核心能力要求，包括在以下方面：①监测、报告、通报、核实、应对和合作活动；②指定机场、港口和陆地过境点的活动。”

具体来说，国内的相关政策规定可以细化梳理为几个方面。

1）组织、协调

《国家突发公共卫生事件应急预案》的“应急组织体系及职责”中有如下规定：“地方各级人民政府卫生行政部门依照职责和本预案的规定，在本级人民政府统一领导下，负责组织、协调本行政区域内突发公共卫生事件应急处理工作，并根据突发公共卫生事件应急处理工作的实际需要，向本级人民政府提出成立地方突发公共卫生事件应急指挥部的建议。”“地方各级人民政府及有关部门和单位要按照属地管理的原则，切实做好本行政区域内突发公共卫生事件应急处理工作。”“省级突发公共卫生事件应急指挥部由省级人民政府有关部门组成，实行属地管理的原则，负责对本行政区域内突发公共卫生事件应急处理的协调和指挥，做出处理本行政区域内突发公共卫生事件的决策，决定要采取的措施。”

2）突发公共卫生事件的监测、预警与报告

《国家突发公共卫生事件应急预案》中规定：“省级人民政府卫生行政部门要按照国家统一规定和要求，结合实际，组织开展重点传染病和突发公共卫生事件的主动监测。”

“各级人民政府卫生行政部门根据医疗机构、疾病预防控制机构、卫生监督机构提供的监测信息，按照公共卫生事件的发生、发展规律和特点，及时分析其对公众身心健康的危害程度、可能的发展趋势，及时做出预警。”

“县级以上各级人民政府卫生行政部门指定的突发公共卫生事件监测机构、各级各类医疗卫生机构、卫生行政部门、县级以上地方人民政府和检验检疫机构、食品药品监督管理机构、环境保护监测机构、教育机构等有关单位为突发公共卫生事件的责任报告单位。执行职务的各级各类医疗卫生机构的医疗卫生人员、个体开业医生为突发公共卫生事件的责任报告人。”

3）突发公共卫生事件的应急反应和终止

《国家突发公共卫生事件应急预案》中规定，卫生行政部门在处理突发公共卫生事件时负有如下责任：①组织医疗机构、疾病预防控制机构和卫生监督机构开展突发公共卫生事件的调查与处理；②组织突发公共卫生事件专家咨询委员会对突发公共卫生事件进行评估，提出启动突发公共卫生事件应急处理的级别；③根据需要组织开展应急疫苗接种、预防服药；④督导检查；⑤发布信息与通报；⑥制订技术标准和规范；⑦普及卫生知识；⑧进行事件评估。

“特别重大以下突发公共卫生事件由地方各级人民政府卫生行政部门组织专家进行分析论证，提出终止应急反应的建议，报本级人民政府批准后实施，并向上一级人民政府卫生行政部门报告。”

4）善后处理

《国家突发公共卫生事件应急预案》中规定：“突发公共卫生事件结束后，各级卫生行政部门应在本级人民政府的领导下，组织有关人员对突发公共卫生事件的处理情况进行评估。”

5）突发公共卫生事件应急处置的保障

《国家突发公共卫生事件应急预案》中规定：“地方各级人民政府和卫生行政部门应加强突发公共卫生事件的组织建设，组织开展突发公共卫生事件的监测和预警工作，加强突发公共卫生事件应急处理队伍建设和技术研究，建立健全国家统一的突发公共卫生事件预防控制体系，保证突发公共卫生事件应急处理工作的顺利开展。”

《突发公共卫生事件应急条例》规定：“县级以上各级人民政府卫生行政主管

部门和其他有关部门，应当对公众开展突发事件应急知识的专门教育，增强全社会对突发事件的防范意识和应对能力。”“国务院有关部门和县级以上地方人民政府及其有关部门，应当根据突发事件应急预案的要求，保证应急设施、设备、救治药品和医疗器械等物资储备。”

6）卫生应急管理人员能力要求的综合分析

组织分析是根据相关法律法规、政策的要求，提出培训的需求，目的是通过了解组织目标，确认培训在帮助组织实现战略目标，加强组织内部运行效率方面可以起到的作用。本研究以国内相关法律法规（《突发事件应对法》《突发公共卫生事件应急条例》）；培训政策（《全国卫生应急工作培训大纲》）、缔约国应履行的国际公约［《国际卫生条例（2005）》］作为组织分析的依据，并结合前期卫生应急管理流程分析和卫生行政部门卫生应急办公室的职责要求，对各项能力进行梳理，详见表 3-3。

**表 3-3　卫生应急管理人员的能力要求分析**

| 能力要求 | 来源层面 | 能力要求 | 来源层面 |
|---|---|---|---|
| 1. 监测 | ①、②、③、⑤ | 17. 督导检查 | ③、⑤ |
| 2. 风险管理 | ①、③、④、⑤ | 18. 人畜共患病事件 | ② |
| 3. 预案制订 | ①、③、④、⑤ | 19. 食品安全事件 | ② |
| 4. 预警 | ①、③、⑤ | 20. 化工事件 | ② |
| 5. 人力资源建设 | ①、②、③、④、⑤ | 21. 突发辐射事件 | ② |
| 6. 物资装备、储备 | ①、③、④、⑤ | 22. 实验室诊断 | ② |
| 7. 响应 | ①、②、③、⑤ | 23. 入境港口防控 | ② |
| 8. 组织与指挥 | ①、②、③、⑤ | 24. 公众预防 | ③ |
| 9. 风险沟通 | ①、②、③、④、⑤ | 25. 制订技术标准和规范 | ③ |
| 10. 应急实验室管理 | ①、④、⑤ | 26. 应急理论 | ④ |
| 11. 处置 | ①、②、③、④ | 27. 现场防护 | ④ |
| 12. 事件评估 | ①、③、⑤ | 28. 应急科研管理 | ④ |
| 13. 各类突发事件应对 | ③、④、⑤ | 29. 现场调查 | ④ |
| 14. 公众教育 | ①、③ | 30. 生物安全 | ④ |
| 15. 医疗救援 | ①、⑤ | 31. 建立应急专家库 | ⑤ |
| 16. 法律建设 | ②、⑤ | | |

注：①—卫生应急管理流程；②—《国际卫生条例（2005）》；③—国内相关法律法规；④—《卫生应急管理干部培训大纲》；⑤—部门职责及岗位描述

由于视角和分类方式不同，上述各项能力中存在着包含、交叉和重叠的现象，如第 11 项“处置”包含了发布预警、组织协调、调配物资和善后重建等多项内容和能力要求，可进一步细分；18—21 项是 IHR 提出的能力要求，可归到第 13 项“各类突发事件的应对”中；第 14 项“公众教育”可纳入“风险沟通”的范围。通过分析，监测、风险管理、预案制订、预警、人力资源建设、装备与储备、响应、组织与指挥、风险沟通、应急实验室管理和事件评估这 11 项能力是组织层面的关注重点。此外，由于我国“一案三制”为核心的应急体系建设所涉及的相关概念和法规条款是从事应急工作的基础，在培训中有必要整合相关内容组成基础知识模块，进行概述性介绍。

（2）培训要求

1）培训标准和培训规范

《国务院关于全面加强应急管理工作的意见》：“各地区、各有关部门要制订应急管理的培训规划和培训大纲，明确培训内容、标准和方式，充分运用多种方法和手段，做好应急管理培训工作，并加强培训资质管理。积极开展对地方和部门各级领导干部应急指挥和处置能力的培训，并纳入各级党校和行政学院培训内容。加强各单位从业人员安全知识和操作规程培训，负有安全监管职责的部门要强化培训考核，对未按要求开展安全培训的单位要责令其限期整改，达不到考核要求的管理人员和职工一律不准上岗。各级应急管理机构要加强对应急管理培训工作的组织和指导。”

《国家突发公共卫生事件应急预案》：“国务院卫生行政部门对新发现的突发传染病、不明原因的群体性疾病、重大中毒事件，组织力量制订技术标准和规范，及时组织全国培训。地方各级卫生行政部门开展相应的培训工作。”

《卫生部关于加强领导、完善机制全面推进卫生应急工作的通知》：“各地区卫生行政部门要制订应急管理的培训规划和培训大纲，并加强正规化培训的资质管理。开展多种形式的医疗卫生人员的全员培训，强化卫生应急队伍培训与演练，提高队伍的卫生应急能力。”“加强国际交流合作，共同应对各类跨国或世界性突发公共卫生事件抓紧做好实施《国际卫生条例》的准备工作，提高监测预警、快速反应等实施《国际卫生条例》的核心能力。”

《全国卫生部门卫生应急管理工作规范（试行）》：“各级卫生行政部门负责卫生应急培训，制订和组织实施培训规划，并进行绩效评估。”

2）培训内容

《卫生应急管理人员培训大纲》中将卫生应急管理人员的培训内容细化为三个方面：①卫生应急概述与相关理论；②卫生应急管理的方法与技能；③各类突发事件的卫生应急处理。

《全国卫生部门卫生应急管理工作规范（试行）》中指出，对卫生应急管理人员的培训“重点是增强应急管理意识和公共安全意识，掌握相关法律、法规、预案和工作制度，提高卫生应急常态管理水平、组织协调和指挥处置突发公共卫生事件能力。”

3）培训方式

《卫生应急管理人员培训大纲》：“①培训形式。根据实际情况，主要采用短期集中培训形式，也可根据需要采取国内考察、出国（境）考察、培训和交流等形式；②教学方法。以课堂理论授课为主，可采用专题讲座、案例分析、小组讨论、桌面推演等方式；③学时安排。36 学时。每年培训一次，一次 18 学时，两年完成一轮培训。”

《全国卫生部门卫生应急管理工作规范（试行）》：“根据实际需要，充分利用广播电视、远程教育等先进手段，辅以情景模拟、预案演练、案例分析等方法，采取多种形式的培训和交流形式。”“依据分级管理、逐级培训的原则，卫计委组织对省级、地方各级卫生行政部门组织本级和下一级师资、技术骨干的培训。”

**2. 卫生应急管理部门的培训需求分析**

（1）培训具体目标

1）访谈结果

中国 CDC 应急办负责人：在前几年，全国各地开展了很多卫生应急方面的培训，卫生应急管理人员对一些常见的内容和技能都已掌握，所以现在培训的目的应该有所不同，应重点关注关键环节和新的需求。在开展卫生应急管理人员培训前，最好先开展培训需求的调查。如果可能的话，还可以对以前参加过培训的人员做培训效果的调查，看哪些是影响应急培训效果的主要因素。然后有针对性地开展培训，才更好地体现本次培训的效果和价值。

北京市 CDC 负责人：本次卫生应急管理人员培训应针对当前我国卫生应急的中心问题开展，尽量减少不必要的重复。着力培养卫生应急管理人员的卫生应急预警和综合管理意识，提高他们应对突发公共卫生事件的综合判断、调度、协调和指挥能力。

北京市卫生局应急办负责人：必须明确培训的产出是什么，根据产出才能设计出良好的培训模式。

安徽省市卫生厅（局）应急办负责人：培训设计首先要做好培训定位，本次培训的对象应为有丰富经验的应急管理人员，因此，更倾向于岗位培训，更注重公共卫生应急事件中主要环节的培训。选择岗位培训，应对岗位任务和岗位人员进行具体分析。分析岗位任务的现有要求和新的需求，有些需求现在不存在但将来有可能出现，以安徽为例，目前并无重大核辐射或核泄漏事件的应急准备要求，但是随着核能源的发展，该需求将会在一定时期后出现。对岗位人员要进行分级和定位，其是理论知识不足还是实践经验不足，抑或是两方面均有不足。

原卫生部应急办：本次培训应以提高应急管理人员的实际管理能力为目标，以国际卫生条例为依据，结合卫生部对应急管理人员的要求，设计培训内容、方法与方式。

2）小结

定性研究结果显示，本次培训的目的是以IHR能力建设为导向，针对应急管理中的关键环节和技术，提高卫生应急管理人员对卫生应急事件的管理、协调能力，提高他们对事件的判断和决策能力，达到卫生应急工作相应的岗位要求。

（2）培训对象

1）访谈结果

中国CDC应急办负责人：卫生应急管理人员有很多：各级卫生行政部门的领导、疾病预防控制中心负责应急管理的人员，也可以是医院主管卫生应急的领导。他们的工作职责和工作要求都不同，所以建议分级分类培训。分别对省级管理人员和市级管理人员进行培训；在不同类别的管理人员中，应分别分班进行培训，这样的培训针对性更强，效果会更好。口岸人员是我国卫生应急中的重要力量，他们掌握卫生应急知识和技能是很必要的。但由于他们的工作性质和卫生部门不同，工作的方式也不同，加上主管的部门不属于卫生系统，所以，本次培训班可以暂时不考虑对口岸人员进行培训，有机会再开展口岸人员的培训会更加适合。

北京市CDC负责人：建议可能的话进行分班教学，分层次教学。因为不同的专业、不同的行政层次所做的事情是不同的，分别进行培训更加有针对性，当然培训的成本也会高一些。

北京市卫生局应急办负责人：培训对象不仅考虑卫生应急管理人员，还要纳入其他政府部门相关工作人员。公共卫生是政府职能的重要组成部分，但很多政府部门的人员不了解公共卫生。

北京地坛医院相关负责人：人员类别各有不同，有些培训内容可以一样，但有的培训内容应该分别设计为好。明确各自功能定位，医院管理人员要有公共卫生的概念，知晓公共卫生在医院中的地位；而CDC管理人员要明确两方面：一是与医院的沟通协调：疾病诊断是医生的事，不是CDC的职责；二是CDC的性质是半业务半行政，与基层政府沟通时要弱化其行政色彩，突出其业务指导的作用。三方的联动机制要重点培训。口岸人员是卫生应急的一个组成部分，还是有必要对口岸人员进行培训的，主要培训口岸人员疫情检验方面的基本能力。

朝阳卫生局应急办负责人：不同类别人员放在一起培训是合适的，大家可以互相了解、协调工作。口岸人员应该培训，但是北京市口岸人员是由政府直接管理的，我们不参与。还有只培训卫生厅、局系统的管理人员还不够，因为一个突发事件的发生不只与一个系统有关。北京市政府的突发事件应急指挥部由26个成员单位组成。各个部门协调工作最重要。

军事医学科学院卫勤系应急培训专家：部队系统指挥管理人员的培训以战争为主，每年都有培训，分两个层次开展。①指挥人员：包括总后勤部、军区卫生部、军卫生处、师卫生科、机关助理员。针对这些指挥人员，重点训练组织管理、组织指挥能力。②保障人员：卫勤分队指挥员、各医疗队队长。

安徽焦点小组访谈：本次培训对象应该是有经验的人员，参加培训的人员应理解岗位本身的任务，以及相关岗位的任务。培训人员应该分开培训，按照地市级以上和县级以下分开，同时按照不同机构和岗位分开。

原卫生部应急办：自从2003年SARS之后，卫生部在卫生应急人员培训方面做了大量工作，开展了形式多样的培训。目前，多数在岗的卫生应急管理人员都具有一定的卫生应急管理知识和技能，但实际操作能力还有一定差距，提高他们的业务水平是培训的关键。因此，培训对象应该是具有一定工作经验的在岗卫生应急管理人员，需要卫计委的强制性文件，要求他们必须参加培训，否则，技术骨干加强培训难以保证。可以卫生行政部门人员培训作为突破口，总结经验后，再向其他各类人员推广。

2）小结与建议

定性研究结果显示，绝大部分的专家支持参加培训的卫生应急管理人员必须具有一定的工作经验。由于工作职责和工作要求不同，很多专家认为不同类别人员放在一起培训的效果难以保证，应该将培训对象进行分级、分类管理。针对项目办提出的口岸人员，多数专家认为口岸人员是应急管理的重要组成部分，但限于工作性质、工作方式、主管部门和本次培训的资源限制，建议暂不纳入培训对象。

（3）培训方式、方法

1）访谈结果

中国CDC应急办负责人：卫生应急管理人员的培训不同于一般医学知识的传播，只提高了理论水平是不够的，关键是提高他们卫生应急实际管理的能力。所以，培训形式上不能只是理论授课，如果能有适当比例的案例讨论、小组讨论，配合实践操作，效果会更加理想。

北京市CDC负责人：卫生应急的培训方式有多种，如理论教学、案例讨论和实践操作。培训过程中应该把三种培训方式有机整合在一起。对于卫生应急管理人员的培训，理论教学所占的比例不宜太高，不能照本宣科，因为来听课的都是管理者，他们来培训，希望学一些必要的、新的或者自己目前未掌握的知识和技能。

北京市卫生局应急办负责人：应急管理是一个实践性很强的学科，对于卫生应急管理人员的培训，理论教学比例不宜太高，应该以启发式教学为主，以提高卫生应急管理人员的认识水平和实际能力为导向，切忌知识灌输。具体来说，一个培训班每天可以分成两个阶段：上午安排理论授课，作为知识基础；下午可以安排小组案例讨论、模拟沙盘、学员交流等内容。国内外考察也可以安排，但要严格管理，防止流于形式。

北京地坛医院相关负责人：卫生应急管理人员的培训内容应该包括理论加案例，以案例讨论为主。我们曾经与中华预防医学会合作开展过一个有关艾滋病的中德交流项目，根据培训需要设计网上培训模块，参训人员可以自由选择模块学习。在各个模块的学习结束时，把所有学员召集在一起，进行分组，对重要理论知识先集中讲授，然后分小组进行案例讨论。这种形式比较适合管理人员的特点，学员参与意识也比较强。角色扮演也是比较好的一种培训方式。

军事医学科学院卫勤系应急培训专家：我们主要采用三种培训方式。①室内推演，主要针对指挥人员。②现场演习（包括室内推演和室外操作，室内人员向室外人员下发任务），培训前要告知参训人员，印发情况设定的剧本，让学员通过学习预先编好的剧本了解演习的环境背景。在演习过程中，导演组会不断给出各类突发情况，考察学员的处置能力，也就是把预案变为计划的能力。③案例分析。

朝阳卫生局应急办负责人：不能一直讲课，讲授理论，觉得不错的培训方式有会商、专家研讨、桌面推演、讲评案例、问题讨论、实践演练。实践演练很少像正式演习那样做，比较浪费资源，现在的也就是一个实践演示，或者叫观摩，大家操作一下就行了，毕竟说半天，也不如做一遍。还有一种形式，是否可以请卫生部做一个各种突发事件的类似应急路径，以路径教学，做成 CD、VCD，供大家学习。一旦发生类似事件了，比如发现“白色粉末”这样不常发生的事件，应急人员如何做，卫生部应该做出一个统一的处置流程。

安徽焦点小组访谈：进一步考虑培训教材模块化教学、单元教学方式。这种培训方式很好，有授课、有讨论、有互动、有演练。希望将需求模块化，不是理论模块化。每个模块解决什么问题，达到什么目的要明确，先讲理论，后讨论，尤其是对有经验的工作人员更有效。培训可以“先局部，后整体”，以便提高效率。培训的理论比较好讲，但是案例比较难准备，应组织一些新的案例。一般培训分为任务式和需要式，任务式是指上级部门下达的培训任务，需要式是指个人根据自己需要而主动进行的培训任务，需要式的培训参加的人数往往较少。

原卫生部应急办：培训方法应符合管理人员的实际需要，模块化的培训方式在其他成人培训中也有应用，可以进行探索。如果效果很好，也可作为未来国家卫生应急人员培训的一种方式。

2）小结与建议

培训方法可分为培训形式和教学方法。培训形式应根据实际情况，主要采用短期集中培训形式，也可以根据需要采用进修、国内考察、出国（境）考察、交流方式。短期集中培训的形式应采用标准模块化的模式，根据培训对象的特点和需求层次，针对不同的人，选择不同的模块组合在一起。教学方法以参与式教学为主，理论授课、案例分析、小组讨论与汇报、桌面推演等多种方式统配组合。

（4）培训内容

1）访谈结果

中国CDC应急办负责人：国家卫计委有《全国卫生应急工作培训大纲》，其中《卫生应急管理人员培训大纲》明确说明了卫生应急管理人员应该掌握、熟悉和了解的理论和技术。全国各地近几年已开展很多卫生应急方面的培训，卫生应急管理人员对一些常见的内容和技能都已经掌握，所以现在培训的内容上应该有所不同。关于目前的培训内容，建议从以下几方面开展：①应急管理理论方面，传统的应急管理培训很多是政策解读和经验之谈，缺少应急管理学理论方面的内容。增加对这个内容的培训，可以提高他们对突发公共卫生事件的把握、协调和决策的能力。②应急管理技术方面，如风险管理的基本原理、步骤和方法，危机管理的基本原理、步骤和方法等，这些都是卫生应急管理人员必须要掌握，但目前又相对比较薄弱的内容。③从国家层面对卫生应急建设和规划方面的政策做解读。④卫生应急中风险沟通的方法。⑤重大突发公共卫生事件的现场调查方法、预防控制方法与技能。管理人员要知道这些内容，在事件发生后能够进行合理的指挥调度。当然，他们主要是把握大的方向。⑥实战演练的设计、组织协调、质量控制与效果评价。对于管理人员来说，不需要知道每一个演练的具体操作，但应该掌握实战演练的设计、组织协调，知道为何要开展实战演练，演练后怎样评价等。由于卫生应急队伍也是师资力量，“师资在给下面培训的时候不能像领导讲话”。⑦关于甲型H1N1流感和H5N1的培训：这是目前我国应急防控的重点，各地都在做各层次的培训，近来在我国银川、甘肃和贵州等地进行的培训，效果非常好。对甲型H1N1流感的培训内容要和今后的需求一致，要看甲型H1N1流感的控制效果怎样。如果还是在高峰、新的阶段，培训的内容应着重于流感的防控进展；如果甲型H1N1流感已经处于防控稳定的阶段，培训的内容应该侧重于甲型H1N1流感防控的经验总结和对今后流感防控的启发。

北京市CDC负责人：我国的卫生应急管理和国外有明显的不同之处，我国前期也举办大量的卫生应急管理人员的培训班，所以在本次卫生应急管理人员培训中，应针对当前我国卫生应急的重心问题开展。关于培训内容建议重点放在：①卫生应急机制方面；②卫生应急监测方面；③卫生应急实战演练的设计、组织方面；④卫生应急现场调查的组织，资源利用，调度、协调方面；⑤卫生应急信息构建，信息获取、信息发布与通报；⑥卫生应急装备和物资储备的管理（这部分内容在国内的管理者意识中较薄弱）；⑦重点开展一些当前突发公共卫生事件相关的培训，如突发急性传染病（如H1N1和H5N1）、食物中毒和大型水污染事件等的流行病现场调查。

北京市卫生局应急办负责人：应根据卫生应急管理人员需求，结合岗位职责开展。以岗位职责为依据，加强对法律法规、标准、规范方面的培训，这非常重要。培训内容建议如下：①卫生应急预案和预案管理；②卫生应急事件分级；

③卫生应急指挥系统、指挥平台和信息平台的运行（现在指挥和信息整合能力薄弱）；④卫生应急救援队伍建设；⑤公共卫生网络实验室建设；⑥卫生应急物资储备和更换的管理；⑦卫生应急反应。

朝阳区卫生局应急办负责人：《卫生应急管理人员培训大纲》做得很好，我们据此已经制订了朝阳区的培训大纲。针对甲型流感，还可以包括以下内容：①针对甲型流感的流行趋势等进行概述；②防控体系、措施的组织实施；③利用、调动资源的机制；④应急装备；⑤具体的应急行动流程。

北京地坛医院相关负责人：《大纲》的内容已经很完善了，我认为比较重要的方面有：①重大疫情和突发公共卫生事件的基本知识，不需要培训具体技术，如现场急救知识，管理人员的主要任务是指挥和协调，明确职责、掌握科学流程更重要。只需要具备一定的专业基础知识，特别是对行政人员来说，否则行政和业务人员易出现矛盾。②卫生应急的组织、指挥和协调机制。③卫生应急法制的作用、意义和重要性（很重要，要明确疫情上报的工作机制，瞒报疫情是违法的）。④公共卫生网络实验室建设。⑤媒体沟通。

军事医学科学院卫勤系应急培训专家：注意区别两种情况，突发公共卫生事件和突发事件的公共卫生问题（主要为疫区和灾区），卫生部门更加关注公共卫生事件，我们比较侧重后者。在部队系统，我们的应急管理人员培训按照应急管理的流程分为四段式应急管理培训：第一阶段——应急准备；第二阶段——应急响应；第三阶段——应急处置；第四阶段——应急结束。各个阶段重点讲解和训练的问题：①第一阶段包括情况分析与判定、预案编制、应急训练、监测、预警、预防医学的相关内容；②第二级段包括情况分析与判断（阶段转换的标准与条件、突发事件判断、分级标准、分级管理和响应）、阶段转换后的措施（力量调集、编组与部署、行军与输送、指挥管理体系）；③第三阶段包括的主要内容有：与地方、友军、业务部门的协调问题，时、空、任务的协同问题，人员编组和模块化，装备管理部分，生活保障管理，其中应急处置是重点环节。2008 年汶川地震暴露出的主要问题就是：信息搜集、组织准备不充分；部队调集、任务下达不准确，无法发挥效率（错过最佳时机、位置不对）；批量处理伤员能力不足，检伤分类能力不足。

安徽焦点小组访谈：公共卫生事件的应急工作主要分为两部分。准备和处置，每一部分包含若干小的单元或者环节。①准备包括组织管理准备、组织专业队伍、预案准备、物资储备、机制、培训和演练七个环节。其中预案已经具体为方案，可操作性更强；队伍包括预防和急救两支。预警在国外重要，但是在国内不重要（因为相关政策因素）。风险评估专业性很强，可以作为一个模块放在应急启动项目中。另外，应急工作机制很重要。②处置的流程环节包括应急指示、信息报告、应急启动（专家评估是否要启动？什么级别启动?）、专业队伍（哪些人到位？多久到位？带什么设备到位?）和分级指挥（指挥室和现场指挥）。一般突发公共卫生事件主要为传染病和中毒。群体性公共事件经常伴随着人员伤亡，有人伤亡就要救援。同时也需要部门之间的协调联动，与公安、政府、安全生产、环保、教育等部门之间进行合作。目前应急处置工作的问题是只有启动，没有降级，不知道什么时候降级。应急风险的沟通很重要，尤其是与媒体的沟通。

原卫生部应急办：重要的是卫生应急管理中的几个关键环节，如预案、信息报告与分析、现场的组织、协调、控制等关键环节。注意应与国际卫生条例核心能力建设的要求相结合。

2）小结与建议

定性研究显示，多数专家表示本次培训不能过分追求全面性、系统性和完整性，这次培训要以卫生应急管理人员的能力建设为主要目标，以重点环节和关键流程为抓手，明确知识框架。按照卫生应急管理的流程可以分为四段式应急管理培训单元：应急准备单元、预警单元、现场处置单元和善后处理单元。提高卫生应急管理人员对突发公共卫生事件的准备、响应、处置和保障能力。

①应急准备阶段主要包括的内容：卫生应急工作机制（国际与地区间交流与合作机制）、卫生应急相关政策和法律法规（国际卫生条例）、应急预案与操作计划制订、风险管理与风险管理计划、物资储备计划与物资保障。

②预警主要包括的内容：卫生应急信息系统与报告、卫生应急监测、预警与资源调配。

③现场处置主要包括的内容：应急响应与资源调配、现场组织、指挥、协调与控制、阶段转换的标准与条件（启动与降级）、阶段转换后的措施、卫生应急风险沟通。

④善后处理阶段主要包括的内容：恢复与重建机制、督导评估机制、责任追究与奖励机制。

知识框架应提供最基本的培训参考，在实际实施时，可根据各级卫生行政部门、疾病预防控制机构和医院卫生应急管理人员的岗位职责、需求和当前工作重点，依照培训知识框架，灵活、合理编配组合各个知识单元和知识模块，再详细制订具体可操作的培训计划。

（5）培训时间

1）访谈结果

中国CDC应急办负责人：目前我国卫生应急培训的时间一般是3天左右。因为对于卫生管理人员来说，时间太长是不可能的。

北京市CDC负责人：建议不要超过2周的时间，因为时间太长了会明显影响学员的正常工作，时间太短又完不成要求的内容，2周比较适合。在培训期间可以布置一些作业，安排一些时间给学员自学、讨论和自己操作，还可以安排学员进行学习汇报。培训过程中要严格按照安排完成，不能有任何借口而不完成培训任务。

北京市卫生局应急办负责人：卫生应急管理的培训时间不宜太长，这些人员平时工作十分繁忙，抽出一段时间外出培训并不符合实际情况。1周为宜，如果1周以上，甚至2周的培训时间，应该颁发证书或者授予学分。今后可以与卫生部进行沟通，要求所有的卫生应急管理人员必须持证上岗。

北京地坛医院相关负责人：培训时间不宜太长，3天比较好。如果1周以上，应该颁发资格证或者授予学分（可以申请国家级继续教育项目），这样与管理人员职称晋升挂上钩，提高大家参与积极性。

军事医学科学院卫勤系应急培训专家：培训时间1周合适，具体安排可以这样：①第1～2天，请国务院应急办、北京市应急办和CDC人员讲授理论；②第3天，讲解基本的情况预设；③第4～5天，室内推演（其中半天讨论、评估、然后总体讲评）。

朝阳卫生局应急办负责人：一次3～5天都可以接受。

安徽省焦点小组访谈：一次培训可以安排在1周之内。

原卫生部应急办：时间不能太长，培训对象都是各地的骨干，应控制在1周之内，卫生部届时专门下发文件，要求必须参加。

2）小结与建议

鉴于卫生应急管理人员的工作特点和工作性质，补充更新知识、提高能力对卫生应急管理人员十分必要，应该定期培训，每年至少培训一次。每次培训时间1周比较适宜。可以结合单元模块化知识框架的内容多寡，确定具体培训时间。培训时间要考虑多种教学方法的特点和学员的实际需要合理分配。

（6）培训师资

1）访谈结果

中国CDC应急办负责人：既懂得卫生应急管理理论又精通卫生应急管理实践技术的专家最好，但这样的专家不好找。建议可以分别找卫生应急理论的专家和卫生应急实践技术方面的专家进行培训。这些师资可在国家卫生应急专家委员会里面寻找。培训的老师应该是国内有名的卫生应急专家和我国卫生应急管理部门的负责人，知名专家可以提高学员的关注度，授课的影响力更大。

北京市CDC负责人：建议本培训班的师资可以考虑：①卫生部应急办的负责人；②卫生行政部门的主要管理者；③国内外有经验的专家，如美国的专家（因为美国的卫生应急工作做得很好）。

北京市卫生局应急办负责人：如何认定教师具有应急管理水平很关键，如果教师没有应急管理水平，照本宣科无法达到教学目的，学员也不会认可。本培训班的师资建议：①卫生应急管理人员：卫生部及地方的应急管理人员；②政府官员（如秘书长）：主要讲重大事件政府如何做协调，视角更宏观一些；③信息平台的相关人员：主要讲指挥系统和信息整合问题；④国外专家：介绍国外典型案例和跨国事件，如新奥尔良事件、印度洋海啸事件（跨国事件）、国际应急管理和实践的规范、世界卫生组织（WHO）如何实施全球应急措施。

北京地坛医院相关负责人：国内专家作为师资足够了，个人认为没有必要，邀请国外专家，虽然美国卫生应急管理很科学，但我们国情特殊，照搬照学在中国行不通，我国都是个体化事件处理。可以请政府人员（如秘书长）作为师资（且很必要），不仅是让卫生应急管理人员了解重大事件政府如何做协调，而且可以通过这种授课形式，给政府管理人员一个题目，让他们在备课中更了解应急管理的一些特殊性，可以避免今后重大事件处置时政府人员瞎指挥的情况，更好地推动卫生应急的管理工作。

军事医学科学院卫勤系应急培训专家：主要由卫勤教育和科研机构承担相关的教育训练工作。2009 年 6 月由总后勤部组织，中国人民解放军第二军医大学承担两次培训任务，兰州军区训练基地也承办了突发事件应急演练培训。

安徽省焦点小组访谈：授课人员还是要偏向教师，省政府一级的应急办人员未必具有理论授课的水平，讨论点评可以偏向有经验的专家，将二者结合。对教师的要求是要讲清楚，要达到的目标也要讲清楚。

卫计委应急办：卫计委应急办可推荐一些过去培训效果较好的专家，但师资的选择应符合培训内容与方式的要求，发现具有较高理论水平又有实际工作经验和培训经验的师资还是比较困难的。

2）小结与建议

培训班的师资最好是既懂卫生应急管理理论又精通实践技术的专家，如果无法兼顾，最好分别聘请。师资应该涵盖卫生应急管理专家、我国卫生应急行政管理部门的负责人、国外专家，也可考虑政府应急办的官员。培训师资应该以国内师资为主，辅以国外师资，国内师资可在国家卫生应急专家委员会成员名单中甄选；国外专家最好通过世界卫生组织发出邀请。授课教师名单必须提早确定，将培训目标、培训对象，培训内容、培训方式、考核要求向授课教师讲解清楚，便于教师安排授课内容和时间，真正达到培训目的。

（7）培训教材

1）访谈结果

中国 CDC 应急办负责人：教材准备方面，最好有针对本次培训班的配套教材，但如果来不及编写的话，可以利用现有的教材，如卫计委委托中华预防医学会编写的卫生应急培训教材，在培训过程中编写一些补充教材就可以。

北京市 CDC 负责人：目前卫生应急领域的培训工作应主要参照卫计委应急办编制的卫生应急工作指南、卫生应急工作手册和王陇德副部长主编的《突发公共卫生事件应急管理－理论与实践》，这些都是根据我国卫生应急工作经验总结而成的材料。

北京市卫生局应急办负责人：教材要规范、实用，适合中国国情。卫生应急管理人员的培训与一般教学不同，不仅仅是知识和理论培训，而且包括技能的培训，要解决大家真正关心的问题。

军事医学科学院卫勤系应急培训专家：我们针对两类人员培训：指挥人员和保障人员。①指挥人员培训内容是以2007年总参谋部组织编制的系列应急预案为基础，加入了管理知识。最近我们也顺应培训需要，编写了《非战争军事行动：卫勤应急管理》，由人民军医出版社出版。②保障人员培训内容参考的教材是中国人民解放军第二军医大学编制的内部资料。

2）小结与建议

针对目前培训工作中存在的培训教材不统一、重理论轻实践，培训师资仅根据自身经验讲课等问题，应在与授课教师沟通时明确参考教材和案例剧本，以规范教学行为。今后，应该进一步根据不同层次卫生应急管理人员的需要、不同岗位的工作要求和培训的不同教学方式，逐步形成科学合理的卫生应急管理人员培训教材体系。教材体系应该包括用于理论教学的核心书目、用于教学和讨论的案例库，以及用于实战演练的剧本集。

（8）培训的组织

1）访谈结果

中国CDC应急办负责人：如何组织本次培训？首先要看本次培训的资源和准备工作。如果资源很充足，建议每个省都办培训班，当然这样对培训管理者来说就很辛苦；如果条件不是很充足或者时间有限，可以考虑在两三个省办培训班。如果培训有案例教学、小组讨论和实际操作，建议人数在30左右，这样易于管理，保证培训效果。

北京市CDC负责人：①建议可能的话进行分班教学，分层次教学。因为不同的专业、不同的行政层次所做的事情是不同的，分别进行培训更加有针对性，效果也更好。②培训场所：建议不要全部学员都集中在一个地方开展培训，可以考虑2个或3个省的学员集中在一个培训点开展培训，这样既可以给学员相互沟通交流的机会，又不至于每个班人太多，影响培训效果。③培训班人数：建议每个班在20人以内，因为对于这样的培训，会安排很多的案例讨论和实际操作，争取每个人都有参与的机会，人多了不好组织，有些人也容易偷懒。

北京地坛医院相关负责人：培训对象类别不同，有些培训内容可以一样，但有的培训内容应该分别设计为好。建议分班组织，一期50～60人为好。

安徽省焦点小组访谈：培训的通知应由卫计委下发，全员培训，所有级别的人都参加。可以学习党校系统的培训。

卫计委应急办：可以分省进行，也可以多省合办，应根据培训的目标和要求来确定。

2）小结与建议

本次培训注重提高卫生应急管理人员的实际能力，这种培训目的决定了不适宜采用大班教学的组织安排。应该通过卫计委与各省进行沟通，下达培训要求，每省1人，每期学员35人左右。学员结合自身需求和岗位要求，选择确定培训的模块组合。培训的相关内容和考试要求提前发给培训对象，以利于提前准备，真正达到培训目的。

**3. 卫生应急管理人员的培训需求分析**

(1) 基本情况：调查对象共计115人，其中包括卫计委甘肃培训会议中调查的93人和北大培训会议中的22人；平均年龄39±7.9岁，最高年龄58岁，最小21岁；高级职称22人（19.1%），中级50人（43.5%），初级37人（32.2%）；无职称者6人（5.2%），来自医疗机构58人（50.4%），卫生行政部门31人（27.0%），疾病预防控制机构18人（15.7%），其他部门8人（7.0%）。从职务来看，职务种类较多，包括应急办主任、科员；医院院长、具体医院科室（检验科、防保科）人员；防疫专干、公卫专干、卫生监督人员等，其中科长、防疫专干、公卫专干及以上管理人员有41人，具体科室人员和普通行政人员有44人，此项有30人缺失信息，需求结果按实际调查数据分析。

(2) 培训内容

1) 卫生应急工作概述与相关理论

①内容：97%以上的调查对象认为卫生应急的概述内容需要培训，但需求程度不一样，从选择“很需要”的比例来看，除了需要“国内外卫生应急的特点与趋势”的人数在50%以下外，其他内容的需求人数均在50%以上，比例最高的内容是“卫生应急组织体系的功能与职责”（66.7%）（表3-4）。

**表3-4 卫生应急工作概述与相关理论的培训需求情况 [n (%)]** (n=115)

| 培训内容 | 很需要 | 需要 | 不需要 |
|---|---|---|---|
| 1. 突发公共事件及突发公共卫生事件的概念与特征 | 68 (59.1) | 46 (40.0) | 1 (0.9) |
| 2. 卫生应急机制的概念、意义与建设原则 | 67 (58.3) | 48 (41.7) | 0 |
| 3. 卫生应急管理法制建设的相关条款与意义 | 60 (52.2) | 52 (45.2) | 3 (2.6) |
| 4. 卫生应急组织体系的功能与职责 | 76 (66.1) | 38 (33.0) | 1 (0.9) |
| 5. 卫生应急预案体系的构成、编制与管理 | 66 (57.4) | 48 (41.7) | 1 (0.9) |
| 6. 国内外卫生应急的特点与趋势 | 54 (47.0) | 61 (53.0) | 0 |
| 7. 卫生应急监测体系建设 | 63 (54.8) | 50 (43.5) | 2 (1.7) |
| 8. 卫生应急网络直报系统的构成和运行机制 | 67 (58.3) | 46 (40.0) | 2 (1.7) |
| 9. 风险管理与危机管理理论 | 65 (56.5) | 48 (41.7) | 2 (1.7) |

②教学方法：在培训教学方法的选择上，选择人数较多的方法为案例分析和桌面推演（表3-5）。

表 3-5　卫生应急工作概述与相关理论的教学方法需求情况　（$n$=115，多选）

| 教学方法 | 选择人数 | 构成比（%） |
|---|---|---|
| 专题讲座 | 53 | 46.1 |
| 案例分析 | 78 | 67.8 |
| 小组讨论 | 20 | 17.7 |
| 桌面推演 | 62 | 54.9 |

③培训时间：从对培训时间的看法上，49.57％的调查对象认为此项内容培训 12 学时合适；47.83％调查对象认为此项内容培训 12 学时不够。平均来看，调查对象认为此项内容培训 15 学时较为合适（表 3-6）。

表 3-6　卫生应急工作概述与相关理论的培训时间需求情况　（$n$=115）

| 12 学时 | 人数 | 构成比（%） |
|---|---|---|
| 时间太多 | 3 | 2.61 |
| 时间合适 | 57 | 49.57 |
| 时间不够 | 55 | 47.83 |

2）卫生应急管理的方法与技能

①内容（表 3-7）：90％调查对象认为此部分内容需要或很需要培训，“很需

表 3-7　卫生应急管理方法与技能的培训需求情况［$n$（%）］　（$n$=115）

| 培训内容 | 很需要 | 需要 | 不需要 |
|---|---|---|---|
| 1. 卫生应急队伍的建设、培训与管理 | 76（66.1） | 38（33.0） | 1（0.9） |
| 2. 卫生应急实战演练的设计、组织、质量控制、效果评价 | 62（53.9） | 53（46.1） | 0 |
| 3. 卫生应急现场指挥、协调与控制 | 76（66.1） | 39（33.9） | 0 |
| 4. 卫生应急装备与物资储备的管理与衔接 | 71（61.7） | 43（37.4） | 1（0.9） |
| 5. 卫生应急实验室网络的管理 | 55（47.8） | 57（49.6） | 3（2.6） |
| 6. 桌面推演技术在卫生应急管理中的应用 | 43（37.4） | 67（58.3） | 5（4.3） |
| 7. 卫生应急中现场流行病学调查技术 | 62（53.9） | 49（42.6） | 4（3.5） |
| 8. 卫生应急科研管理 | 42（36.5） | 65（56.5） | 8（7.0） |
| 9. 国内外卫生应急管理的研究进展 | 40（34.8） | 72（62.6） | 3（2.6） |

要”的人数比例在60%以上的内容为：卫生应急队伍的建设、培训与管理；卫生应急现场指挥、协调与控制；卫生应急装备与物资储备的管理与衔接。“很需要”的人数比例在40%以下的内容为：桌面推演技术在卫生应急管理中的应用（37.7%）；卫生应急科研管理（36.5%）；国内外卫生应急管理的研究进展（34.8%）。

②教学方法：在培训教学方法的选择上，选择人数较多的教学方法为案例分析和专题讲座（表3-8）。

**表3-8 卫生应急管理方法与技能的教学方法需求情况** （$n$=115，多选）

| 教学方法 | 选择人数 | 构成比（%） |
|---|---|---|
| 专题讲座 | 61 | 53.0 |
| 案例分析 | 74 | 64.3 |
| 小组讨论 | 25 | 21.7 |
| 桌面推演 | 51 | 44.3 |

③培训时间：57.9%的调查对象认为此项内容培训12学时合适；37.7%的调查对象认为此项内容培训12学时不够。从填写的具体培训时间来看，此项内容培训时间的平均数为12学时（表3-9）。

**表3-9 卫生应急管理方法与技能的培训时间需求比例** （$n$=114）

| 12学时 | 人数 | 构成比（%） |
|---|---|---|
| 时间太多 | 5 | 4.4 |
| 时间合适 | 66 | 57.9 |
| 时间不够 | 43 | 37.7 |

3）卫生应急响应与处理

①内容：90%调查对象认为此部分内容需要或很需要培训，“很需要”的人数比例均在50%以上，其中比例较高的内容为：现场应急处理（67.8%）、现场人员防护（66.1%）；突发公共卫生事件的监测、预警与报告（62.6%）（表3-10）。

**表3-10 卫生应急管理响应与处理的培训需求情况［$n$（%）］** （$n$=115）

| 培训内容 | 很需要 | 需要 | 不需要 |
|---|---|---|---|
| 1. 突发公共卫生事件的监测、预警与报告 | 72（62.6） | 40（34.8） | 3（2.6） |
| 2. 突发公共卫生事件的分级标准 | 57（49.6） | 54（47.0） | 4（3.5） |

续表

| 培训内容 | 很需要 | 需要 | 不需要 |
|---|---|---|---|
| 3. 现场人员防护 | 76（66.1） | 37（32.2） | 2（1.7） |
| 4. 现场应急处理 | 78（67.8） | 35（30.4） | 2（1.7） |
| 5. 现场卫生学评价 | 57（49.6） | 54（47.0） | 4（3.5） |
| 6. 突发公共卫生事件的信息发布与通报 | 64（55.7） | 50（43.5） | 1（0.9） |
| 7. 突发公共卫生事件中公众的引导与参与 | 62（53.9） | 51（44.3） | 2（1.7） |
| 8. 卫生应急反应的终止与善后处理 | 60（52.2） | 53（46.1） | 2（1.7） |

②教学方法：在培训教学方法的选择上，选择人数较多的教学方法为案例分析和专题讲座（表 3-11）。

**表 3-11　卫生应急管理响应与处理的教学方法需求情况**　（$n$=115，多选）

| 教学方法 | 选择人数 | 构成比（%） |
|---|---|---|
| 专题讲座 | 60 | 53.1 |
| 案例分析 | 76 | 67.3 |
| 小组讨论 | 23 | 20.4 |
| 桌面推演 | 53 | 46.1 |

③培训时间：55.26％的调查对象认为此项内容培训 12 学时合适；42.98％的调查对象认为此项内容培训 12 学时不够。从填写的具体培训时间来看，此项内容培训时间的平均数为 8 学时（表 3-12）。

**表 3-12　卫生应急管理响应与处理的培训时间需求情况**　（$n$=114）

| 12 学时 | 人数 | 构成比（%） |
|---|---|---|
| 时间太多 | 2 | 1.75 |
| 时间合适 | 63 | 55.26 |
| 时间不够 | 49 | 42.98 |

4）卫生应急与媒体沟通

①内容：半数以上的调查对象认为卫生应急与媒体沟通部分的前三项内容“需要”培训，但是需要的程度不高，认为“很需要”的人数比例在 40％左右。而此部分内容的“实际案例解析”被认为很需要，认为“很需要”的人数比例为 62.0％。因此，在有限时间内可以考虑只进行“实际案例解析”培训

（表 3-13）。

表 3-13 卫生应急与媒体沟通的培训需求情况 [n (%)] （n=115）

| 培训内容 | 很需要 | 需要 | 不需要 |
|---|---|---|---|
| 1. 媒体的功能与作用 | 47 (40.9) | 62 (53.) | 6 (5.2) |
| 2. 媒体沟通的概念和基本方法 | 34 (29.6) | 73 (63.) | 8 (7.0) |
| 3. 卫生应急事件发生后与媒体的沟通 | 55 (47.8) | 59 (51.) | 1 (0.9) |
| 4. 实际案例解析 | 70 (61.9) | 39 (34.5) | 4 (3.5) |

△113 人应答

②时间：64.4%的调查对象认为此项内容培训 12 学时合适；33.0%的调查对象认为此项内容培训 12 学时不够（表 3-14）。

表 3-14 卫生应急与媒体沟通的培训时间需求情况 （n=115）

| 12 学时 | 人数 | 构成比（%） |
|---|---|---|
| 时间太多 | 3 | 2.6 |
| 时间合适 | 74 | 64.4 |
| 时间不够 | 38 | 33.0 |

5）卫生应急心理因素分析

①内容：对此部分的三项内容，“典型案例的应急心理分析”内容需求较大，选择比例为 57.0%（表 3-15）。

表 3-15 卫生应急心理因素分析的培训需求情况 [n (%)] （n=115）

| 培训内容 | 很需要 | 需要 | 不需要 |
|---|---|---|---|
| 1. 卫生应急中公众的心理特点 | 46 (40.0) | 67 (58.3) | 2 (1.7) |
| 2. 公众心理干预的主要方法与特点 | 58 (50.4) | 56 (48.7) | 1 (0.9) |
| 3. 典型案例的应急心理分析 | 65 (57.0) | 47 (41.2) | 2 (1.8) |

②时间：74.8%的调查对象认为此项内容培训 12 学时合适；23.5%的调查对象认为此项内容培训 12 学时不够（表 3-16）。

表 3-16　卫生应急心理因素分析的培训时间需求情况　($n$=115)

| 12 学时 | 人数 | 构成比 (%) |
|---|---|---|
| 时间太多 | 2 | 1.7 |
| 时间合适 | 86 | 74.8 |
| 时间不够 | 27 | 23.5 |

6）具体传染病的应急管理

**甲型 H1N1 流感**

①内容：90%以上的调查对象认为此部分内容需要或很需要培训，“很需要”的人数比例均在 50%以上，其中比例较高的内容为：目前面临的主要问题及对策（67.0%）、个人防护与消杀灭工作（66.1%）、我国的应对策略（65.2%）、主要临床表现、检验方法与应急处理程序（63.5%）（表 3-17）。

表 3-17　甲型 H1N1 流感的培训需求情况 [$n$ (%)]　($n$=115)

| 培训内容 | 很需要 | 需要 | 不需要 |
|---|---|---|---|
| 1. 甲型 H1N1 流感在国内外的现状及流行趋势 | 64 (55.7) | 47 (40.9) | 4 (3.5) |
| 2. 我国的应对策略 | 75 (65.2) | 35 (30.4) | 5 (4.4) |
| 3. 目前面临的主要问题及对策 | 77 (67.0) | 37 (32.2) | 1 (0.9) |
| 4. 主要临床表现、检验方法与应急处理程序 | 73 (63.5) | 37 (32.2) | 5 (4.4) |
| 5. 发现、报告与分级响应 | 68 (59.1) | 44 (38.3) | 3 (2.6) |
| 6. 个人防护与消杀灭工作 | 76 (66.1) | 31 (27.0) | 8 (7.0) |
| 7. 群体性预防接种不良反应事件 | 68 (59.1) | 45 (39.1) | 2 (1.7) |

②教学方法：在培训教学方法的选择上，选择人数较多的教学方法为专题讲座和案例分析（表 3-18）。

表 3-18　甲型 H1N1 流感的教学方法需求情况　($n$=113)

| 教学方法 | 选择人数 | 构成比 (%) |
|---|---|---|
| 专题讲座 | 69 | 61.1 |
| 案例分析 | 63 | 55.8 |
| 小组讨论 | 33 | 29.2 |
| 桌面推演 | 37 | 32.7 |

③时间：55.7%的调查对象认为此项内容培训 12 学时合适；42.6%的调查对象认为此项内容培训 12 学时不够（表 3-19）。

表 3-19　甲型 H1N1 流感的培训时间需求情况　(n=115)

| 12 学时 | 人数 | 构成比（%） |
|---|---|---|
| 时间太多 | 2 | 1.7 |
| 时间合适 | 64 | 55.7 |
| 时间不够 | 49 | 42.6 |

**人感染高致病性禽流感**

①内容：90%以上的调查对象认为此部分内容需要或很需要培训，“很需要”的人数比例均在 50%左右，其中比例较高的内容为：个人防护与消杀灭工作(61.7%)、目前面临的主要问题及对策（60.0%）(表 3-20)。

表 3-20　人感染高致病性禽流感的培训需求情况［n（%）］　(n=115)

| 培训内容 | 很需要 | 需要 | 不需要 |
|---|---|---|---|
| 1. 禽流感在国内外的现状及流行趋势 | 56 (48.7) | 54 (47.0) | 5 (4.4) |
| 2. 我国的应对策略 | 61 (53.0) | 52 (45.2) | 2 (1.7) |
| 3. 目前面临的主要问题及对策 | 69 (60.0) | 45 (39.1) | 1 (0.9) |
| 4. 主要临床表现、检验方法与应急处理程序 | 58 (50.4) | 55 (47.8) | 2 (1.7) |
| 5. 发现、报告与分级响应 | 60 (52.2) | 51 (44.4) | 4 (3.5) |
| 6. 个人防护与消杀灭工作 | 71 (61.7) | 38 (33.0) | 6 (5.2) |

②教学方法（表 3-21）：

表 3-21　人感染高致病性禽流感的教学方法需求情况　(n=113)

| 教学方法 | 选择人数 | 构成比（%） |
|---|---|---|
| 专题讲座 | 73 | 64.6 |
| 案例分析 | 69 | 61.1 |
| 小组讨论 | 23 | 20.4 |
| 桌面推演 | 33 | 29.2 |

③时间：71.1%的调查对象认为此项内容培训 12 学时合适；28.1%的调查对象认为此项内容培训 12 学时不够（表 3-22）。

表 3-22 人感染高致病性禽流感的培训时间需求情况 （$n$=114）

| 12 学时 | 人数 | 构成比（%） |
|---|---|---|
| 时间太多 | 1 | 0.9 |
| 时间合适 | 81 | 71.1 |
| 时间不够 | 32 | 28.1 |

（3）总体培训方案的需求结果

①教学方法：分别对案例分析、专题讲座、小组讨论、桌面推演四种教学方法进行需求调查，从选择“很需要”的比例来看，案例分析（57.0%）、专题讲座（51.3%）、桌面推演（50.0%）的需求比例较高（表 3-23）。

表 3-23 教学方法的培训需求情况 [$n$（%）] （$n$=115）

| 教学方法 | 很需要 | 需要 | 不需要 |
|---|---|---|---|
| 1. 结合具体培训专题，选择国内外最新案例进行处理过程及经验教训介绍△ | 65（57.0） | 48（42.1） | 1（0.9） |
| 2. 结合具体培训专题，选择专家以专题讲座的形式介绍国内外最新进展 | 59（51.3） | 52（45.2） | 4（3.5） |
| 3. 结合具体培训专题，选择小组讨论形式深入分析相关问题 | 45（39.1） | 66（57.4） | 4（3.5） |
| 4. 结合具体培训专题，选择桌面推演增强应急管理干部的感性认识和实践经验△ | 57（50.0） | 52（45.6） | 5（4.4） |

△114 人应答

②培训形式：从 6 种培训形式来看，需求比例较高的前三位为短期集中培训班（100%）、国内考察（92.2%）、学术会议（讲座）（91.3%）；而出国（境）考察、刊授（或函授）需求的比例较低，分别有 27.8%，24.4%的人认为不需要培训（表 3-24）。

表 3-24 培训形式的需求情况 [$n$（%）] （$n$=115）

| 培训形式 | 很需要 | 需要 | 不需要 |
|---|---|---|---|
| 1. 短期集中培训班 | 70（60.9） | 45（39.1） | 0 |
| 2. 国内考察 | 42（36.5） | 64（55.7） | 9（7.8） |
| 3. 出国（境）考察 | 27（23.5） | 56（48.7） | 32（27.8） |
| 4. 学术会议（讲座） | 53（46.1） | 52（45.2） | 10（8.7） |
| 5. 刊授（或函授） | 21（18.3） | 66（57.4） | 28（24.4） |
| 6. 远程（网络）教育 | 23（20.0） | 75（65.2） | 17（14.8） |

③培训时间：平均时间 5.8±6.1 天，中位时间 5 天（四分位数间距 4 天），最少选择 1 天，最多 45 天。

④师资（表 3-25）：

**表 3-25 培训师资的需求情况** （$n$=112，多选）

| 师资 | 选择人数 | 构成比（%） |
|---|---|---|
| 卫生应急管理人员 | 80 | 71.4 |
| 国内专家 | 102 | 91.1 |
| 高校教授 | 36 | 32.1 |
| 国外专家 | 31 | 27.7 |

⑤结业与考核：73.21%的调查对象主张以“模拟问题处理”为主要形式（表 3-26）。

**表 3-26 考核方式的需求情况** （$n$=112，多选）

| 考核方式 | 选择人数 | 构成比（%） |
|---|---|---|
| 论文 | 10 | 8.9 |
| 报告 | 29 | 25.9 |
| 考试 | 25 | 22.3 |
| 模拟问题处理 | 82 | 73.2 |

结业方式主要为两种形式（表 3-27）：颁发证书和授予学分，调查对象倾向于以颁发证书为结业方式。

**表 3-27 结业方式的需求情况** （$n$=112，多选）

| 结业方式 | 选择人数 | 构成比（%） |
|---|---|---|
| 颁发证书 | 79 | 70.54 |
| 授予学分 | 60 | 53.6 |

## （三）培训方案适宜性分析结果

### 1. 基本情况

调查对象共计 1606 人，包括北京、安徽、福建、广西、贵州、湖北、湖南、河南、吉林、江苏、江西、辽宁、宁夏、青海、四川、山西、新疆、云南、浙江等 20 个省、市、自治区和新疆建设兵团的卫生应急管理人员。年龄中位数 42 岁（$Q$=10 岁），最小 19 岁，最大 62 岁；男性多于女性，比例分别为 74.1%和

25.9%；专业主要为临床医学（45.1%）和预防医学（34.9%），卫生管理专业仅占8%；学历主要为本科（57.8%）和大专（31.4%）；职称主要为中级职称（42.7%）和高级职称（34%）；30.5%的人员来自卫生行政部门，69.5%来自相关业务部门，其中包括：医疗卫生机构31.7%，疾病控制机构25.8%，和卫生监督机构12%；57%的人员来自县级，34.6%来自地市级，8.5%来自省级（直辖市）；人员从事卫生应急工作时间的中位数为5年（$Q$=7.875年）。不同级别人员基本情况详见表3-28。

**表3-28　调查对象在县、地市、省（直辖市）三级的基本情况［$n$（%）］**

| 基本情况 | | 县级 | 地市级 | 省(直辖市)级 | 总计 |
|---|---|---|---|---|---|
| 性别 | 男 | 674（76.4） | 384（72.3） | 87（65.9） | 1145（74.1） |
| | 女 | 208（23.6） | 147（27.7） | 45（34.1） | 400（25.9） |
| 年龄 | 19～29岁 | 42（5.1） | 31（6.1） | 17（13.9） | 90（6.2） |
| | 30～39岁 | 248（30.0） | 154（30.3） | 36（29.5） | 438（30.1） |
| | 40～49岁 | 451（54.6） | 248（48.8） | 58（47.5） | 757（52） |
| | 50～62岁 | 85（10.3） | 75（14.8） | 11（9.0） | 171（11.7） |
| 专业 | 临床医学 | 395（44.9） | 254（47.6） | 47（36.4） | 696（45.1） |
| | 预防医学 | 322（36.6） | 174（32.6） | 42（32.6） | 538（34.9） |
| | 卫生管理 | 64（7.3） | 39（7.3） | 21（16.3） | 124（8） |
| | 其他 | 99（11.3） | 67（12.5） | 19（14.7） | 185（12） |
| 学历 | 中专及以下 | 71（8.1） | 16（3.0） | 0（0.0） | 87（5.6） |
| | 大专 | 375（42.6） | 103（19.2） | 8（6.1） | 486（31.4） |
| | 本科 | 421（47.8） | 373（69.5） | 100（76.3） | 894（57.8） |
| | 硕士 | 13（1.5） | 45（8.4） | 21（16.0） | 79（5.1） |
| | 博士及以上 | 0（0.0） | 0（0.0） | 2（1.5） | 2（0.1） |
| 职称 | 无职称 | 63（7.2） | 49（9.4） | 21（16.2） | 133（8.8） |
| | 初级职称 | 147（16.9） | 56（10.8） | 17（13.1） | 220（14.5） |
| | 中级职称 | 446（51.3） | 173（33.3） | 30（23.1） | 649（42.7） |
| | 高级职称 | 213（24.5） | 242（46.5） | 62（47.7） | 517（34） |
| 工作单位 | 卫生行政机构 | 21（15.9） | 159（29.6） | 293（33.2） | 473（30.5） |
| | 医疗卫生机构 | 68（51.5） | 189（35.2） | 235（26.6） | 492（31.7） |
| | 疾病控制机构 | 33（25.0） | 124（23.1） | 244（27.6） | 401（25.8） |
| | 卫生监督机构 | 10（7.6） | 65（12.1） | 111（12.6） | 186（12.0） |

续表

| 基本情况 | | 县级 | 地市级 | 省(直辖市)级 | 总计 |
|---|---|---|---|---|---|
| 从事应急工作时间 | 0～5 年 | 477 (57.9) | 289 (58.7) | 74 (58.7) | 840 (58.3) |
| | 6～10 年 | 202 (24.5) | 119 (24.2) | 31 (24.6) | 352 (24.4) |
| | 11～15 年 | 53 (6.4) | 46 (9.3) | 6 (4.8) | 105 (7.3) |
| | 16～20 年 | 48 (5.8) | 19 (3.9) | 8 (6.3) | 75 (5.2) |
| | 20 年以上 | 44 (5.3) | 19 (3.9) | 7 (5.6) | 70 (4.9) |
| 培训次数 | 0 次 | 242 (32.4) | 108 (23.8) | 26 (21.8) | 376 (28.5) |
| | 1～5 次 | 397 53.1) | 260 (57.3) | 62 (52.1) | 719 (54.5) |
| | 6～10 次 | 76 (10.2) | 57 (12.6) | 25 (21.0) | 158 (12.0) |
| | 10 次以上 | 32 (4.3) | 29 (6.4) | 6 (5.0) | 67 (5.1) |

△部分调查对象对调查表中部分内容没有应答，本文仅对应答部分进行分析

**2. 培训内容需求结果**

(1) 卫生应急工作的“基本理论知识”模块

①内容（表 3-29）：共有 1603 人完整回答了此部分内容，以“需要较大”和“很需要”的人数比例总和作为需求率，“卫生应急科研管理”的需求人数最低(66.3%)，其他内容的需求人数均在 70%以上， 需求人数较高的内容是“2. 卫

**表 3-29 基本理论知识模块内容的培训需求情况 [*n* (%)]**

| 培训内容 | 很需要 | 需要较大 | 一般 | 需要较小 | 不需要 |
|---|---|---|---|---|---|
| 1. 突发公共事件及突发公共卫生事件的概念与特征 | 1023(63.7) | 295(18.4) | 234(14.6) | 32(2.0) | 21(1.3) |
| 2. 卫生应急机制的概念、意义与建设原则 | 1016(63.3) | 362(22.6) | 200(12.5) | 19(1.2) | 8(0.5) |
| 3. 卫生应急管理法制建设的相关条款与意义 | 1005(62.6) | 378(23.6) | 195(12.1) | 18(1.1) | 9(0.6) |
| 4. 卫生应急组织体系的功能与职责 | 1092(68) | 362(22.6) | 130(8.1) | 10(0.6) | 11(0.7) |
| 5. 卫生应急科研管理 | 726(45.3) | 337(21.0) | 397(24.8) | 109(6.8) | 35(2.2) |
| 6. 国内外卫生应急的特点与趋势 | 850(53) | 425(26.5) | 273(17) | 45(2.8) | 11(0.7) |
| 7. 国内外卫生应急管理的研究进展 | 733(45.7) | 395(24.6) | 386(24.1) | 68(4.2) | 22(1.4) |

生应急机制的概念、意义与建设原则”（85.9%）、“3. 卫生应急管理法制建设的相关条款与意义”（86.2%）“4. 卫生应急组织体系的功能与职责”（90.6%）。在自填内容中，有 2 人提到“突发公共卫生事件分类处理原则”很需要培训。

②培训时间：71.1%（1140 人）的调查对象认为此项内容培训 12 学时合适；28.9%（463 人）的调查对象认为此项内容培训 12 学时不合适，中位数 24 学时（$Q$=8）（表 3-30）。

**表 3-30　基本理论知识模块的培训时间需求情况**

| 12 学时 | 人数 | 构成比（%） |
|---|---|---|
| 合适 | 1140 | 71.1 |
| 不合适 | 463 | 28.9 |

（2）“风险管理”模块

①内容：共有 1604 人完整回答了此部分内容，需求率均超过 74%，其中比例较高的为：“2. 国家政策的要求”（87.4%），“4. 我国风险管理现状及存在问题分析”（87.1%），“5. 制订风险管理计划的方法与步骤”（87.5%），和“6. 风险管理的流程与技术”（88%）（表 3-31）。

**表 3-31　风险管理模块内容的培训需求情况［$n$（%）］**

| 培训内容 | 很需要 | 需要较大 | 一般 | 需要较小 | 不需要 |
|---|---|---|---|---|---|
| 1. 风险管理与危机管理的概念及相关理论 | 920(57.4) | 401(25) | 254(15.8) | 22(1.4) | 7(0.4) |
| 2. 国家政策的要求 | 989(61.7) | 413(25.7) | 185(11.5) | 12(0.7) | 5(0.3) |
| 3. 风险管理的国际经验 | 737(45.9) | 453(28.2) | 346(21.6) | 55(3.4) | 13(0.8) |
| 4. 我国风险管理现状及存在问题分析 | 966(60.2) | 431(26.9) | 175(11.9) | 27(1.7) | 5(0.3) |
| 5. 制订风险管理计划的方法与步骤 | 1041(64.9) | 363(22.6) | 169(10.5) | 26(1.6) | 5(0.3) |
| 6. 风险管理的流程与技术 | 1072(66.8) | 340(21.2) | 165(10.3) | 22(1.4) | 5(0.3) |

②培训时间：79.6%（1273 人）的调查对象认为此项内容培训 12 学时合适；20.4%（327 人）的调查对象认为此项内容培训 12 学时不合适，中位数 20 学时（$Q$=16）（表 3-32）。

表 3-32 风险管理模块的培训时间需求情况

| 12 学时 | 人数 | 构成比（%） |
|---|---|---|
| 合适 | 1273 | 79.6 |
| 不合适 | 327 | 20.4 |

（3）“监测”模块

①内容：共有 1604 人完整回答了此部分内容，内容需求率均在 71%以上，其中比例最高的为：“5. 公共卫生监测的内容与方法”（88.3%）（表 3-33）。

表 3-33 监测模块内容的培训需求情况［n（%）］

| 培训内容 | 很需要 | 需要较大 | 一般 | 需要较小 | 不需要 |
|---|---|---|---|---|---|
| 1. 监测的概念与相关理论 | 858(53.5) | 372(23.2) | 317(19.8) | 47(2.9) | 11(0.7) |
| 2. 国家政策的要求 | 894(55.7) | 407(25.4) | 252(15.7) | 34(2.1) | 17(1.1) |
| 3. 国内外监测体系现状 | 707(44.1) | 446(27.8) | 386(24.1) | 50(3.1) | 15(0.9) |
| 4. 我国监测体系中存在的问题及改进策略 | 920(57.3) | 429(26.7) | 204(12.7) | 37(2.3) | 15(0.9) |
| 5. 公共卫生监测的内容与方法 | 1058(65.9) | 360(22.4) | 146(9.1) | 29(1.8) | 12(0.7) |
| 6. “症状”监测的内容与运行 | 953(59.4) | 394(24.5) | 214(13.3) | 30(1.9) | 14(0.9) |

②培训时间：80.2%（1276 人）的调查对象认为此项内容培训 12 学时合适；19.8 %（315 人）的调查对象认为此项内容培训 12 学时不合适，中位数 18 学时（$Q$=18）（表 3-34）。

表 3-34 监测模块的培训时间需求情况

| 12 学时 | 人数 | 构成比（%） |
|---|---|---|
| 合适 | 1276 | 80.2 |
| 不合适 | 315 | 19.8 |

（4）“人力资源建设”模块

①内容：共有 1604 人完整回答了此部分内容，各知识点的选择在“一般”及以上的人数占 96%以上，需求率均超过 78%，其中比例较高的为：“1. 国家政策对卫生应急人员的要求”（91%），“2. 国内外卫生应急培训和演练的现状与发展趋势”（86.6%），“3. 卫生应急演练的整体设计、实施与效果评价”（91.3%），

和“4. 卫生应急培训的整体设计、实施与效果评价”(88.9%)。自填式内容中，有5人认为卫生应急演练的设计和实施方法需要培训，1人认为培训师资库的建立与维持需要培训（表3-35)。

**表3-35 人力资源建设模块内容的培训需求情况 [*n* (%)]**

| 培训内容 | 很需要 | 需要较大 | 一般 | 需要较小 | 不需要 |
|---|---|---|---|---|---|
| 1. 国家政策对卫生应急人员的要求 | 1031(64.3) | 428(26.7) | 136(8.5) | 8(0.5) | 1(0.1) |
| 2. 国内外卫生应急培训和演练的现状与发展趋势 | 935(58.3) | 454(28.3) | 201(12.5) | 10(0.6) | 5(0.3) |
| 3. 卫生应急演练的整体设计、实施与效果评价 | 1129(70.3) | 337(21.0) | 122(7.6) | 13(0.8) | 4(0.2) |
| 4. 卫生应急培训的整体设计、实施与效果评价 | 1068(66.5) | 360(22.4) | 160(10.0) | 13(0.8) | 4(0.2) |
| 5. 培训大纲的制订方法与编写 | 849(53.0) | 414(25.8) | 297(18.5) | 30(1.9) | 13(0.8) |
| 6. 案例教学法的特点与组织方式 | 931(58.0) | 430(26.8) | 194(12.1) | 38(2.4) | 12(0.7) |
| 7. 桌面推演的步骤与方法 | 970(60.4) | 375(23.4) | 213(13.3) | 30(1.9) | 17(1.1) |

②培训时间：75.3%（1207人）的调查对象认为此项内容培训12学时合适；24.7%（395人）的调查对象认为此项内容培训12学时不合适，中位数20学时（$Q=8$）（表3-36)。

**表3-36 人力资源建设模块的培训时间需求情况**

| 12学时 | 人数 | 构成比（%） |
|---|---|---|
| 合适 | 1207 | 75.3 |
| 不合适 | 395 | 24.7 |

(5)“预案”模块

①内容：共有1604人完整回答了此部分内容，各知识点的需求率在72%以上，其中比例最高的为：“5. 卫生应急预案编制的内容、步骤与方法”(91.1%)。自填式内容中，1人提到预案的效果评价和管理应纳入培训内容（表3-37)。

表 3-37 预案模块内容的培训需求情况 [n (%)]

| 培训内容 | 很需要 | 需要较大 | 一般 | 需要较小 | 不需要 |
|---|---|---|---|---|---|
| 1. 卫生应急预案的概念与相关理论 | 989 (61.4) | 360 (22.4) | 238 (14.8) | 13 (0.8) | 8 (0.5) |
| 2. 国家政策的要求 | 936 (58.4) | 406 (25.3) | 240 (15.0) | 12 (0.7) | 10 (0.6) |
| 3. 国内外预案编制的现状 | 727 (45.3) | 438 (27.3) | 388 (24.2) | 39 (2.4) | 12 (0.7) |
| 4. 我国预案编制中存在的问题及改进策略 | 915 (57.0) | 438 (27.3) | 203 (12.6) | 35 (2.2) | 14 (0.9) |
| 5. 卫生应急预案编制的内容、步骤与方法 | 1114 (69.4) | 348 (21.7) | 123 (7.7) | 13 (0.8) | 7 (0.4) |

②培训时间：81.1 %（1299 人）的调查对象认为此项内容培训 12 学时合适；18.9%（303 人）的调查对象认为此项内容培训 12 学时不合适，中位数 12 学时（$Q$=18）（表 3-38）。

表 3-38 预案模块的培训时间需求情况

| 12 学时 | 人数 | 构成比（%） |
|---|---|---|
| 合适 | 1299 | 81.1 |
| 不合适 | 303 | 18.9 |

（6）“预警”模块

①内容：共有 1604 人完整回答了此部分内容，各知识点需求比例均超过 78%，其中比例较高的为：“3. 我国在预警环节存在的问题及改进策略”（86.1%），和“4. 突发公共卫生事件的预警内容与流程”（92.4%）。自填式内容中，2 人提到预警的重要性，1 人提到预警指标的设立方法需要培训（表 3-39）。

表 3-39 预警模块内容的培训需求情况 [n (%)]

| 培训内容 | 很需要 | 需要较大 | 一般 | 需要较小 | 不需要 |
|---|---|---|---|---|---|
| 1. 预警的概念与相关理论 | 886 (55.2) | 423 (26.4) | 274 (17.1) | 16 (1.0) | 6 (0.4) |
| 2. 国内外卫生应急体系对预警环节的要求 | 818 (51.1) | 443 (27.6) | 305 (19.0) | 29 (1.8) | 9 (0.6) |
| 3. 我国在预警环节存在的问题及改进策略 | 942 (58.7) | 440 (27.4) | 194 (12.1) | 20 (1.2) | 9 (0.6) |
| 4. 突发公共卫生事件的预警内容与流程 | 1130 (70.4) | 353 (22.0) | 103 (6.4) | 12 (0.7) | 7 (0.4) |

②培训时间：81.3 %（1298 人）的调查对象认为此项内容培训 12 学时合适；18.7%（299 人）的调查对象认为此项内容培训 12 学时不合适，中位数 6 学时（$Q$=14）（表 3-40）。

**表 3-40　预警模块的培训时间需求情况**

| 12 学时 | 人数 | 构成比（%） |
|---|---|---|
| 合适 | 1298 | 81.3 |
| 不合适 | 299 | 18.7 |

（7）“物资储备”模块

①内容：共有 1603 人完整回答了此部分内容，各知识点的需求比例均超过 71%，其中比例较高的为：“6. 卫生应急储备物资的种类与管理”（88.9%）（表 3-41）。

**表 3-41　物资储备模块内容的培训需求情况 [$n$（%）]**

| 培训内容 | 很需要 | 需要较大 | 一般 | 需要较小 | 不需要 |
|---|---|---|---|---|---|
| 1. 贮备与装备的概念及相关理论 | 817（51.0） | 434（27.1） | 308（19.2） | 32（2.0） | 12（0.7） |
| 2. 国家政策的要求 | 857（53.5） | 438（27.3） | 275（17.2） | 20（1.2） | 13（0.8） |
| 3. 国内外卫生储备的现状 | 703（43.9） | 438（27.3） | 398（24.8） | 51（3.2） | 13（0.8） |
| 4. 我国卫生储备工作中存在问题及改进策略 | 867（54.1） | 492（30.7） | 208（13.0） | 30（1.9） | 7（0.4） |
| 5. 编制卫生应急储备计划的方法 | 953（59.4） | 400（24.9） | 204（12.7） | 38（2.4） | 9（0.6） |
| 6. 卫生应急储备物资的种类与管理 | 1031（64.3） | 394（24.6） | 152（9.5） | 20（1.2） | 7（0.4） |

②培训时间：81.1%（1298 人）的调查对象认为此项内容培训 12 学时合适；18.9%（303 人）的调查对象认为此项内容培训 12 学时不合适，中位数 6 学时（$Q$=18）（表 3-42）。

**表 3-42　物资储备模块的培训时间需求情况**

| 12 学时 | 人数 | 构成比（%） |
|---|---|---|
| 合适 | 1298 | 81.1 |
| 不合适 | 303 | 18.9 |

(8)“响应”模块

①内容：共有1604人完整回答了此部分内容，各知识点的需求率80%以上，其中比例较高的为：“4. 我国在应急响应环节存在的问题及改进策略”(86.8%)，和“5. 卫生应急响应的工作内容与措施”(91.4%)(表3-43)。

表3-43 响应模块内容的培训需求情况 [$n$ (%)]

| 培训内容 | 很需要 | 需要较大 | 一般 | 需要较小 | 不需要 |
| --- | --- | --- | --- | --- | --- |
| 1. 应急响应的概念与相关理论 | 910 (56.7) | 414 (25.8) | 251 (15.6) | 22 (1.4) | 7 (0.4) |
| 2. 国家的政策要求 | 883 (55.0) | 443 (27.6) | 237 (14.8) | 28 (1.7) | 13 (0.8) |
| 3. 国内外卫生应急体系对响应环节的要求 | 844 (52.6) | 455 (28.3) | 275 (17.1) | 26 (1.6) | 5 (0.3) |
| 4. 我国在应急响应环节存在的问题及改进策略 | 973 (60.6) | 420 (26.2) | 184 (11.5) | 22 (1.4) | 6 (0.4) |
| 5. 卫生应急响应的工作内容与措施 | 1145 (71.3) | 322 (20.1) | 120 (7.5) | 17 (1.1) | 1 (0.1) |

②培训时间：81.3%(1297人)的调查对象认为此项内容培训12学时合适；18.7%(299人)的调查对象认为此项内容培训12学时不合适，中位数9学时($Q$=18)(表3-44)。

表3-44 响应模块的培训时间需求情况

| 12学时 | 人数 | 构成比(%) |
| --- | --- | --- |
| 合适 | 1297 | 81.3 |
| 不合适 | 299 | 18.7 |

(9)“现场组织与指挥”模块

①内容：共有1604人完整回答了此部分内容，各知识点需求比例均超过83%，其中比例较高的为：“1. 应急现场卫生组织与指挥的概念及相关理论”(88.5%)，“4. 国内现场指挥现状及存在问题分析”(89.6%)，和“5. 应急现场卫生组织与指挥的开展流程与方法”(93.5%)(表3-45)。

表 3-45　现场组织与指挥模块内容的培训需求情况 [n (%)]

| 培训内容 | 很需要 | 需要较大 | 一般 | 需要较小 | 不需要 |
|---|---|---|---|---|---|
| 1. 应急现场卫生组织与指挥的概念及相关理论 | 1044 (65.0) | 377 (23.5) | 161 (10.0) | 21 (1.3) | 2 (0.1) |
| 2. 国家的政策要求 | 954 (59.5) | 403 (25.1) | 220 (13.7) | 17 (1.1) | 10 (0.6) |
| 3. 国际现场组织与指挥的经验 | 993 (61.9) | 341 (21.3) | 215 (13.4) | 44 (2.7) | 11 (0.7) |
| 4. 国内现场指挥现状及存在问题分析 | 1060 (66.0) | 378 (23.6) | 144 (9.0) | 21 (1.3) | 2 (0.1) |
| 5. 应急现场卫生组织与指挥的开展流程与方法 | 1219 (76.0) | 282 (17.6) | 89 (5.5) | 13 (0.8) | 2 (0.1) |

②培训时间：78.5%（1256 人）的调查对象认为此项内容培训 12 学时合适；21.5 %（343 人）的调查对象认为此项内容培训 12 学时不合适，中位数 18 学时（$Q=18$）（表 3-46）。

表 3-46　现场组织与指挥模块的培训时间需求情况

| 12 学时 | 人数 | 构成比 (%) |
|---|---|---|
| 合适 | 1256 | 78.5 |
| 不合适 | 343 | 21.5 |

（10）“风险沟通”模块

①内容：共有 1602 人完整回答了此部分内容，各知识点的需求率均在 72%以上，其中比例最高的为“风险沟通的原则、技术与步骤”（86.0%）（表 3-47）。

表 3-47　风险沟通模块内容的培训需求情况 [n (%)]

| 培训内容 | 很需要 | 需要较大 | 一般 | 需要较小 | 不需要 |
|---|---|---|---|---|---|
| 1. 风险沟通的概念及相关理论 | 787 (49.1) | 471 (29.4) | 286 (17.9) | 44 (2.7) | 14 (0.9) |
| 2. 国家的政策要求 | 764 (47.7) | 453 (28.3) | 315 (19.7) | 54 (3.4) | 16 (1.0) |
| 3. 国际风险沟通的经验 | 746 (46.6) | 422 (26.3) | 357 (22.3) | 62 (3.9) | 15 (0.9) |
| 4. 我国风险沟通现状及存在问题分析 | 855 (53.3) | 457 (28.5) | 231 (14.4) | 47 (2.9) | 13 (0.8) |
| 5. 风险沟通的原则、技术与步骤 | 1029 (64.2) | 350 (21.8) | 170 (10.6) | 44 (2.7) | 10 (0.6) |

②培训时间：81.6%（1304 人）的调查对象认为此项内容培训 12 学时合适；18.4%（294 人）的调查对象认为此项内容培训 12 学时不合适，中位数 6 学时（$Q$=14）（表 3-48）。

**表 3-48 风险沟通模块的培训时间需求情况**

| 12 学时 | 人数 | 构成比（%） |
|---|---|---|
| 合适 | 1304 | 81.6 |
| 不合适 | 294 | 18.4 |

（11）“实验室管理”模块

①内容：共有 1604 人完整回答了此部分内容，两项内容的需求率超过 70%。自填式内容中，有 1 人提到卫生应急实验室的建设规划及要求需要培训（表 3-49）。

**表 3-49 实验室管理模块内容的培训需求情况［$n$（%）］**

| 培训内容 | 很需要 | 需要较大 | 一般 | 需要较小 | 不需要 |
|---|---|---|---|---|---|
| 1. 卫生应急实验室网络的组织结构和功能 | 708（44.1） | 429（26.7） | 349（21.8） | 75（4.7） | 43（2.7） |
| 2. 卫生应急实验室网络的使用方法与管理 | 732（45.6） | 424（26.4） | 335（20.9） | 70（4.4） | 43（2.7） |

②培训时间：72.4%（1151 人）的调查对象认为此项内容培训 12 学时合适；27.6%（438 人）的调查对象认为此项内容培训 12 学时不合适，中位数 6 学时（$Q$=2）（表 3-50）。

**表 3-50 实验室管理模块的培训时间需求情况**

| 12 学时 | 人数 | 构成比（%） |
|---|---|---|
| 合适 | 1151 | 72.4 |
| 不合适 | 438 | 27.6 |

（12）“事件评价”模块

①内容：共有 1601 人完整回答了此部分内容，需求比例均在 70%以上，其中比例最高的为：“应急处置评价的内容与相关理论”（85.3%）（表 3-51）。

表 3-51　事件评价模块内容的培训需求情况 [n（%）]

| 培训内容 | 很需要 | 需要较大 | 一般 | 需要较小 | 不需要 |
|---|---|---|---|---|---|
| 1. 应急处置评价的内容与相关理论 | 960（59.9） | 407（25.4） | 202（12.6） | 22（1.4） | 11（0.7） |
| 2. 国内外事件评价的研究进展 | 703（43.9） | 432（27.0） | 401（25.0） | 45（2.8） | 20（1.2） |
| 3. 我国事件评价中存在问题及改进策略 | 912（56.9） | 421（26.3） | 222（13.9） | 37（2.3） | 10（0.6） |
| 4. 卫生应急事件评价方法与评价工具的开发 | 927（57.9） | 401（25.0） | 208（13.0） | 50（3.1） | 16（1.0） |

②培训时间：79.6%（1272 人）的调查对象认为此项内容培训 12 学时合适；20.4 %（325 人）的调查对象认为此项内容培训 12 学时不合适，中位数 6 学时（$Q=14$）（表 3-52）。

表 3-52　事件评价模块内容的培训需求情况

| 12 学时 | 人数 | 构成比（%） |
|---|---|---|
| 合适 | 1272 | 79.6 |
| 不合适 | 325 | 20.4 |

### 3. 各个模块的需求结果

对于 12 个模块整体内容的选择，“实验室管理”模块需求率最小（56.8%），其余模块的需求人数均在 71%以上。各个模块需求率排序由高到低依次为：现场组织与指挥 91.7%、预案 90.9%、理论知识 86.8%、预警 86.6%、风险管理 84.3%、物资储备 84.3%、监测 84.3%、人力资源建设 83%、响应 80.6%、事件评价 71.7%、风险沟通 71.2%和实验室管理 56.8%（表 3-53）。

表 3-53　各培训模块需求情况 [n（%）]

| 模块 | 很需要 | 需要较大 | 一般 | 需要较小 | 不需要 |
|---|---|---|---|---|---|
| 1. 现场组织与指挥 | 1137（71.2） | 327（20.5） | 94（5.9） | 22（1.4） | 18（1.1） |
| 2. 预案 | 1045（65.4） | 408（25.5） | 116（7.3） | 19（1.2） | 10（0.6） |
| 3. 理论知识 | 1094（68.5） | 293（18.3） | 184（11.5） | 15（0.9） | 11（0.7） |
| 4. 预警 | 939（58.8） | 444（27.8） | 161（10.1） | 32（2.0） | 22（1.4） |
| 5. 风险管理 | 976（61.2） | 369（23.1） | 169（10.6） | 59（3.7） | 21（1.3） |

续表

| 模块 | 很需要 | 需要较大 | 一般 | 需要较小 | 不需要 |
|---|---|---|---|---|---|
| 6. 物资储备 | 903（56.6） | 443（27.7） | 185（11.6） | 45（2.8） | 23（1.4） |
| 7. 监测 | 897（56.1） | 451（28.2） | 197（12.3） | 31（1.9） | 23（1.4） |
| 8. 人力资源建设 | 863（54） | 463（29） | 182（11.4） | 68（4.3） | 21（1.3） |
| 9. 响应 | 866（54.3） | 420（26.3） | 230（14.4） | 44（2.8） | 35（2.2） |
| 10. 事件评价 | 749（46.8） | 398（24.9） | 277（17.3） | 126（7.9） | 49（3.1） |
| 11. 风险沟通 | 712（44.7） | 422（26.5） | 301（18.9） | 100（6.3） | 58（3.6） |
| 12. 实验室管理 | 487（30.5） | 420（26.3） | 419（26.2） | 159（9.9） | 113（7.1） |

模块需求率在两种单位类别间的比较（表 3-54）：经卡方检验，监测、实验室管理和响应三个模块的需求率在两种单位类别间的差异有统计学意义，$P$ 值分别为 0.02，0.026 和 0.006，其余模块需求率在两种单位类别间的差异无统计学意义。

**表 3-54 模块需求率在不同单位类别间的比较**

| 模块名称 | 卫生行政部门 $n$（%） | 专业技术机构 $n$（%） | $\chi^2$ | $P$ |
|---|---|---|---|---|
| 1. 监测 | 418（87.4） | 921（82.8） | 5.377 | 0.02 |
| 2. 实验室管理 | 250（52.3） | 648（58.3） | 4.936 | 0.026 |
| 3. 响应 | 403（84.7） | 874（78.7） | 7.456 | 0.006 |
| 4. 理论基础知识 | 413（86.4） | 965（86.9） | 0.083 | 0.773 |
| 5. 风险管理 | 395（82.8） | 941（84.9） | 1.130 | 0.288 |
| 6. 人力资源建设 | 396（82.8） | 921（83） | 0.004 | 0.950 |
| 7. 预案 | 431（90.4） | 1013（91.1） | 0.221 | 0.638 |
| 8. 预警 | 421（88.1） | 953（85.5） | 1.507 | 0.220 |
| 9. 物资储备 | 404（84.5） | 933（83.9） | 0.095 | 0.758 |
| 10. 现场组织与指挥 | 444（92.9） | 1011（91） | 1.543 | 0.214 |
| 11. 风险沟通 | 347（72.7） | 778（70.3） | 0.985 | 0.321 |
| 12. 事件评价 | 355（74.3） | 783（70.4） | 2.441 | 0.118 |

模块需求率在不同级别间的比较（表 3-55）：经卡方检验，理论基础知识、风险管理、预警、物资储备、响应、现场组织与指挥、风险沟通和事件评价 8 个

模块的需求率在不同单位级别间的差异有统计学意义；而监测、实验室管理、人力资源建设和预案 4 个模块的需求率在不同单位级别间差异无统计学意义。

**表 3-55　模块需求率在不同级别间的比较**

| 模块名称 | 县级 n(%) | 地市级 n(%) | 省(直辖市)级 n(%) | $\chi^2$ | P |
|---|---|---|---|---|---|
| 1. 理论基础知识 | 785(88.8) | 448(83.9) | 112(84.8) | 7.447 | 0.024 |
| 2. 风险管理 | 704(80) | 478(89.3) | 118(89.4) | 24.750 | <0.001 |
| 3. 预警 | 752(85.1) | 479(89.5) | 117(88.6) | 6.218 | 0.045 |
| 4. 物资储备 | 760(85.9) | 444(83) | 101(76.5) | 8.252 | 0.016 |
| 5. 响应 | 713(80.8) | 445(83.3) | 96(72.7) | 7.776 | 0.02 |
| 6. 现场组织与指挥 | 808(91.3) | 500(93.6) | 115(87.1) | 6.473 | 0.039 |
| 7. 风险沟通 | 583(66.3) | 415(77.7) | 106(80.3) | 26.989 | <0.001 |
| 8. 事件评价 | 602(68) | 412(77) | 104(78.8) | 16.633 | <0.001 |
| 9. 监测 | 757(85.5) | 441(82.4) | 112(84.8) | 2.467 | 0.291 |
| 10. 实验室管理 | 510(57.7) | 304(56.8) | 72(54.5) | 0.495 | 0.781 |
| 11. 人力资源建设 | 737(83.4) | 439(82.2) | 107(81.1) | 0.612 | 0.736 |
| 12. 预案 | 811(91.7) | 476(89) | 123(93.2) | 3.996 | 0.136 |

**4. 总体培训方案需求结果**

（1）培训目标：调查问卷中培训目标一项为多选，其中提高卫生应急能力、学习卫生应急知识、更新卫生应急观念、增强卫生应急意识是大部分被调查者参加培训的目标（比例分别为 96.2%，83%，78.3%，72.7%），仅有 26.1%的人把成为本省应急培训师资作为培训目标。经卡方检验，以增强意识、学习知识、成为师资作为培训目标的人数比例在不同单位级别人员间的差异有统计学意义（表 3-56）。

**表 3-56　培训目标在不同级别间的比较**

| 培训目标 | 县级 n（%） | 地市级 n（%） | 省（直辖市）级 n（%） | $\chi^2$ | P |
|---|---|---|---|---|---|
| 增强意识 | 666（75.3） | 372（69.8） | 88（66.7） | 7.587 | 0.023* |
| 学习知识 | 762（86.1） | 418（78.3） | 107（81.1） | 14.812 | 0.001* |
| 更新观念 | 688（77.7） | 416（77.9） | 109（82.6） | 1.620 | 0.445 |
| 提高能力 | 848（95.8） | 516（96.6） | 127（96.2） | 0.590 | 0.744 |
| 成为师资 | 170（19.2） | 168（31.5） | 67（50.8） | 71.332 | <0.001* |

注：培训目标* 级别的有效值为 1551，其中县级 885，地市级 534，省级 132

（2）教学方法：分别对案例分析、专题讲座、小组讨论、模拟演练四种教学方法进行需求调查，以“需要较大”和“很需要”的人数比例总和作为需求率，案例分析（94.0%）、专题讲座（84.8%）、桌面推演（94.0%）的需求率较高，小组讨论（76.7%）相对偏低（表 3-57）。

**表 3-57 教学方法的培训需求情况 [*n*（%）]**

| 教学方法 | 很需要 | 需要较大 | 一般 | 需要较小 | 不需要 |
|---|---|---|---|---|---|
| 1. 案例分析 | 1138（71.0） | 369（23.0） | 87（5.4） | 7（0.4） | 2（0.1） |
| 2. 桌面推演 | 1101（68.7） | 406（25.3） | 80（5.0） | 14（0.9） | 2（0.1） |
| 3. 专题讲座 | 827（51.6） | 533（33.3） | 213（13.3） | 25（1.6） | 5（0.3） |
| 4. 小组讨论 | 690（43.0） | 539（33.6） | 319（19.9） | 41（2.6） | 14（0.9） |

经卡方检验，单位级别高的人员案例分析的选择率较高，且差异有统计学意义；小组讨论的级别差异虽无统计学意义（$P=0.063$），但 $P$ 值接近 0.05，呈现出级别越高越倾向于小组讨论的趋势（表 3-58）。

**表 3-58 教学方法选择情况在不同级别间的比较**

| 教学方法 | 县级 *n*（%） | 地市级 *n*（%） | 省（直辖市）级 *n*（%） | $\chi^2$ | *P* |
|---|---|---|---|---|---|
| 案例分析 | 822（92.7） | 518（96.5） | 126（95.5） | 9.222 | 0.01* |
| 讲座 | 744（83.9） | 459（85.5） | 117（88.6） | 2.284 | 0.319 |
| 小组讨论 | 659（74.3） | 425（79.1） | 106（80.3） | 5.543 | 0.063 |
| 桌面推演 | 833（93.9） | 510（95） | 121（91.7） | 2.195 | 0.334 |

注：教学方法*级别的有效值为 1556，其中县级 887，地市级 537，省级 132

（3）培训形式：从 8 种培训形式来看，需求率较高的前三种形式为短期集中培训班（92.7%）、国内考察（78.7%）、学术会议（讲座）（71.3%），由高到低的排列顺序（表 3-59）。

（4）培训时间：被调查者认为的每年最佳培训次数中位数为 2 次（$Q=1$），最少次数为 1 次，最多次数为 9 次；每次培训的最佳天数中位数为 5 天（$Q=4$），最小天数为 1 天，最多天数为 49 天。

（5）师资：调查问卷中师资需求一项为多选，从师资的类型来看，分别有 90%（1440 人）和 83.1%（1329 人）的被调查者认为国内专家和卫生应急管理干部应当作为培训师资，而 38.1%（609 人）的人认为高校教授适合作为培训师资，29.3%（468 人）的人认为国外专家适合作为培训师资。卡方检验结果表

表 3-59　培训形式的需求情况［n（%）］

| 培训形式 | 很需要 | 需要较大 | 一般 | 需要较小 | 不需要 |
|---|---|---|---|---|---|
| 1. 短期集中培训班 | 1123(70.1) | 363(22.6) | 95(5.9) | 12(0.7) | 10(0.6) |
| 2. 国内考察 | 844(52.8) | 413(25.8) | 208(13.0) | 78(4.9) | 55(3.4) |
| 3. 学术会议(讲座) | 606(37.9) | 534(33.4) | 341(21.3) | 61(3.8) | 56(3.5) |
| 4. 半脱产培训 | 418(26.1) | 386(24.1) | 443(27.7) | 177(11.1) | 176(11.0) |
| 5. 出国(境)考察 | 499(31.2) | 239(15.0) | 453(28.3) | 173(10.8) | 234(14.6) |
| 6. 远程(网络)教育 | 389(24.3) | 341(21.3) | 495(31.0) | 197(12.3) | 176(11.0) |
| 7. 脱产培训 | 499(31.1) | 175(11.0) | 406(25.5) | 193(12.1) | 322(20.2) |
| 8. 刊授(或函授) | 301(18.8) | 268(16.8) | 586(36.7) | 206(12.9) | 237(14.8) |

明，单位级别越高选择国外专家作为师资的比例越高（$P<0.001$），详见表3-60；卫生行政部门人员选择卫生应急管理干部作为师资的比例高于业务部门人员（$P=0.007$），详见表 3-61。

表 3-60　师资选择情况在不同级别间的比较

| 师资 | 县级 n(%) | 地市级 n(%) | 省(直辖市)级 n(%) | $\chi^2$ | P |
|---|---|---|---|---|---|
| 卫生应急管理干部 | 750(84.7) | 431(80.3) | 110(84) | 4.866 | 0.088 |
| 国内专家 | 788(89) | 492(91.6) | 119(90.8) | 2.583 | 0.275 |
| 高校教授 | 332(37.5) | 212(39.5) | 46(35.1) | 1.050 | 0.592 |
| 国外专家 | 177(20) | 206(38.4) | 67(51.1) | 88.915 | <0.001* |

注：师资*级别的有效值为 1553，其中县级 885，地市级 537，省级 131

表 3-61　师资选择情况在两种单位类别间的比较

| 师资 | 卫生行政部门 n（%） | 专业技术机构 n（%） | $\chi^2$ | P |
|---|---|---|---|---|
| 卫生应急管理干部 | 416（86.8） | 904（81.3） | 7.304 | 0.007* |
| 国内专家 | 424（88.5） | 1008（90.6） | 1.688 | 0.194 |
| 高校教授 | 199（41.5） | 407（36.6） | 3.470 | 0.062 |
| 国外专家 | 126（26.3） | 337（30.3） | 2.597 | 0.107 |

注：师资*单位类别的有效值为 1591，其中卫生行政部门 479，专业技术机构 1112

（6）考核与结业

调查问卷中考核需求一项为多选，选择以模拟问题处理作为培训考核方式的人数比例为 86.5%（1384 人），选择考试的人数比例为 45.9%（734 人），少部分人认为撰写报告和论文可作为考核方式，比例分别为 29.5%（472 人）和 15.2%（234 人）。不同单位级别间差异有统计学意义，级别越低越倾向于考试（$P<0.001$），级别越高越倾向于以撰写论文和报告作为考核方式（$P$ 值分别为 0.004、$<0.001$）详见表 3-62；业务部门倾向于以“考试”作为考核方式（$P=0.012$），详见表 3-63。

表 3-62　考核方式选择情况在不同级别间的比较

| 考核方式 | 县级 $n$（%） | 地市级 $n$（%） | 省（直辖市）级 $n$（%） | $\chi^2$ | $P$ |
|---|---|---|---|---|---|
| 论文 | 106（12） | 95（17.7） | 25（18.9） | 10.961 | 0.004* |
| 报告 | 224（25.3） | 170（31.7） | 58（44.7） | 23.289 | <0.001* |
| 考试 | 455（51.5） | 208（38.7） | 38（28.8） | 37.459 | <0.001* |
| 模拟问题处理 | 753（85.2） | 479（89.2） | 114（86.4） | 4.681 | 0.096 |

注：考核方式*级别的有效值为 1553，其中县级 884，地市级 537，省级 132

表 3-63　考核方式选择情况在两种单位类别间的比较

| 考核方式 | 卫生行政部门 $n$（%） | 专业技术机构 $n$（%） | $\chi^2$ | $P$ |
|---|---|---|---|---|
| 论文 | 62（13） | 177（15.9） | 2.252 | 0.133 |
| 报告 | 129（27） | 341（30.6） | 2.141 | 0.143 |
| 考试 | 196（41） | 533（47.9） | 6.384 | 0.012* |
| 模拟问题处理 | 413（86.4） | 964（86.6） | 0.013 | 0.91 |

注：考核方式*单位类别的有效值为 1591，其中行政部门 478，专业技术机构 1113

结业方式主要为两种形式：颁发证书和授予学分，77.0%的调查对象选择颁发证书作为结业方式，其他人选择授予学分作为结业方式。

**5. 初步方案的专家论证结果**

（1）培训内容及模块设置：由于本次培训是一项开创性的培训，现成可借鉴的东西很少，第一次培训未必完美，但是经验总结很重要。

“基础理论知识”模块作为总的概述性模块，应将整个卫生应急的概念引入。理论介绍要有系统性，不是简单的讲座，另外要有大量的新的开放性知识点加入。在设计理念上，加一个“大卫生应急”概念，应急不仅是卫生系统的工作，还包括其他部门，以及其他问题，例如法律问题。在以模块教学为主的同时，可加专题讲座，如“政府/军队在卫生应急中的地位”等。应急流程环节中，有的流程没有得到体现，如事后恢复重建、总结问责、善后处理等。要树立大应急的概念，否则只能解决卫生系统内部的操作问题。

培训应重视理论和实践两方面。实践指导方面侧重于探索，即关注每天工作中遇到的问题，同时把系统学习的内容变成专题报告，丰富理论信息。解决理论不足的问题，可以求助于搜集大量文献，至少要百篇，可利用哈尔滨医科大学开发的“应急管理培训系统”，其中有大量的预案、案例和模板等。很多应急管理培训不仅在于学知识，也应学习应急技术，管理更应能打破界限，实现应急知识、方法和技术的全面提高。

在几个模块中还有一些小问题，例如“现场组织与指挥”模块，模块突出组织协调，现场管理很重要；“风险沟通”模块，仅仅从风险沟通的角度不够，还有危机沟通和应急沟通，如“富士康事件”中的危机沟通。

依据需求调查的结果，“实验室管理”模块需求度较低，本次培训可暂不安排，此外，“人力资源建设”模块虽然需求度较高，但目前开展的培训仍存在诸多问题，本次模块化培训模式尚属于探索性研究，如果后期评估验证效果好，可以考虑在今后的培训中推广应用。

本次培训不可能追求得很全面，很系统，需要不断加强和完善，在今后的培训中可以考虑增加心理救援方面的内容，因为在大的自然灾害之后，比如汶川地震和玉树地震等，应急办往往要组织心理救援队伍赴灾区开展心理救援，可在培训中增加心理救援或者心理危机干预模块。而且，医疗救援在卫生应急中的比重较大，在培训内容中可考虑增加此模块。

(2) 教学方法：该培训项目打破了以往学校教学和岗位培训等学习形式的常规，运用小组讨论、案例研究、桌面推演等形式多样且富有创造性的教学方法，注意充分调动学员参与的积极性，体现“干中学（learning by doing)”的学习特点。

针对这种互动式的培训模式，应压缩课堂教学时间，加大讨论力度。但是要在讨论前给出相关理论基础知识内容，前期不给理论的指导，讨论的时候很难和理论结合，不能在讨论中达到一定高度，在讨论中提升很困难。前面的基础理论知识模块可以不再设计小组讨论、推演等内容，进行一次专题讲座就可以达到效果。

培训案例可来自项目研究建立的案例库，也可以让学员携带自己处置过的案例，或者采用比较熟悉的案例，通过分析典型案例来增加老师和学员的互动。

某市疾控中心曾仿照中国现场流行病培训项目（CFETP）的教学模式，在培训过程中使用案例讨论，调动学员的参与性，但是由于案例本身不典型、存在缺陷，老师思维有偏差、不清晰，最终讨论的结果背离了预先设定的正确结果。所以，应进行充分的前期准备，进行选择和加工案例。

(3) 培训师资：授课教师的选择很困难，要考虑理论和实践如何联系到一起。每个模块要多找师资。选一个导师团队，每个模块选择 5～7 个导师。由每个模块主讲教师和领导推荐教师团队。

每一个模块安排两天教学，每个课堂教学只有一个老师，两天课堂教学时间太长，教师容易疲劳。如果有多名教师，一个教师主讲，其他教师也可以进行辅助教学，也可以扩展话题。两天教学可以用四五个老师，使课堂内容更丰富。教师增多，互动效果也更好。

三到四位老师点评的效果也会是多维的，方式很新鲜。在老师的选择上可以多元化。不同背景的老师给学生不同的支持，例如 MBA、心理学等方面的教师，能够适度引用卫生系统以外的专家、老师，效果更好。不同阶段、不同的人有不同的看法。很多领导做讲座没有问题，做研讨或者模拟练习未必合适。要找有教学经验、有实践背景的教师。

主讲老师很重要，第一个半天的老师和后三个半天的老师要相互配合，有的教师是参与性的，同时注意调节气氛、把握方向和回答问题等，这种教学模式都是首次尝试。

（4）培训时间：为期1周左右的短期培训，如果有卫计委文件作为保证，同时如果没有奥运会、世博会这样的大型事件的话，学员应该可以保证参加培训的时间。

（5）结业方式：这种培训不应是一次性的，而应作为继续教育的一部分；培训后应该授予证书，以调动学员参与的积极性。

（6）其他内容：方案的其他内容、专家研讨意见基本同意初步方案的设计。

## （四）模块化培训项目评价

### 1. 背景评价结果

（1）项目运行背景：近年来，我国重大突发公共卫生事件频发，SARS、禽流感、甲型H1N1流感等疫情使我国遭受了严重的损失，面对突发公共卫生事件带来的严峻考验，我国各级政府和卫生行政部门开展了以预案和体制、机制、法制（“一案三制”）为重点的卫生应急建设。在预案体系建设方面，国务院成立了应急预案工作小组，统一部署了应急预案编制任务，并相继制订了各级各类的卫生应急预案；在法制体系建设方面，《突发公共卫生事件应急条例》《传染病防治法》《中华人民共和国突发事件应对法》等一系列的法律法规为我国应对突发公共卫生事件提供了法律依据；从体制和机制建设来看，我国目前的突发公共卫生事件应急体制初步完成了5个功能系统——指挥决策系统、信息管理系统、应急处置系统、物资保障系统和专家咨询系统的建设，并明确了卫计委、地方卫生行政部门、医疗救治机构、疾病预防控制机构、卫生监督机构以及出入境检验检疫机构等的职责。应当说从SARS疫情暴发以来，公共卫生事业逐步得到了各级政府的重视，卫生应急方面的培训得到了加强，我国卫生应急工作发展也取得了长足的进步。

（2）培训的必要性：《国际卫生条例（2005）》明确规定了卫生应急人员核心能力的要求，包括组织协调、突发公共卫生事件监测与预警、突发公共卫生事件的反应和终止、突发公共卫生事件应急处置的保障以及善后处理等。尽管近年来我国卫生应急工作得到了较快发展，各级政府和专业机构的卫生应急能力得到了普遍提高，但与核心能力的要求还有着明显的差距，因此有必要对卫生应急人员开展培训。卫计委（原卫生部）于2006年出台了《2006— 2010年全国卫生应急工作培训规划》，明确指出在“十一五”期间，通过较为全面、系统的培训，提高卫生应急管理干部的卫生应急意识、政策、理论和管理水平，提高卫生应急专业人员的应急处置能力，建立健全适应突发公共卫生事件应急工作需要的卫生应急培训体系，全面提升我国突发公共卫生事件的预防和应对能力。组建优秀的师资队伍；完成实用教材编写；建立一个科学的培训评估体系；力争在2010年前形成一种高效的卫生应急培训机制。尽管现在各级政府开展的培训工作很多，但仍存在以下一些问题。

1）培训内容不系统。培训主要针对“一案三制”，教师根据自己的专长来确定培训内容，培训教师间缺乏必要的沟通，整个培训内容难以形成完整的知识体系，难以使学员形成卫生应急管理工作的完整概念。

2）培训内容的针对性不强，实用性差，与自己工作的实际需求有差距。

3）培训效率较低，存在低水平重复培训的现象。

4）培训方式单调，缺乏学员的参与。

5）缺乏充分的沟通与交流，既缺乏教师与学员间的交流，也缺乏学员与学员间的经验交流。

导致以上培训问题的主要原因：没有成型的知识体系，导致培训缺乏系统性；没有综合性的培训方案设计和各培训知识点的相互联系，导致了培训效率低下，出现低水平重复；由于培训内容和案例是教师确定的，而不是学员在实际工作中发现的，结果是培训缺乏实用性；由于培训方式单调导致学员缺乏积极性；由于没有设计足够的供学员充分发挥的培训环节，故学员的参与积极性较低，学员间、师生间的沟通和互动较少。因此，开展一次形式新颖、内容系统实用的培训是非常有必要的。

（3）项目概况：本项目由首都医科大学负责具体实施。项目的总目标是使我国卫生应急人员具备《国际卫生条例（2005）》核心能力建设要求的能力。

（4）培训目标、对象、时间、内容、方式等的确定：我国卫生应急人员分为卫生应急专业人员和卫生应急管理人员。卫生应急专业人员主要包括医疗机构和疾病预防控制机构的专业技术人员，这类卫生应急人员数量较多，处在突发事件处置的最前线，需要具备专业的卫生应急现场处置技术；而卫生应急管理人员主要为卫生行政部门的应急管理人员，这类卫生应急人员人数较少，不需要掌握非常专业的卫生应急现场处置技术，但他们在现场应急工作中发挥着组织协调决策的核心作用，他们能力的高低往往决定着卫生应急工作的成败。卫计委应急办梁万年主任指出，我国目前最缺的就是能够进行决策的卫生应急专家，需要下大力气培养这方面的人才。通过对卫生应急专家的访谈，他们也认为目前最需要培训有一定工作经验的卫生应急管理人员，培训的目的是以国际卫生条例（IHR）能力建设为导向，针对应急管理中的关键环节和技术，提高卫生应急管理人员对卫生应急事件的管理、协调能力，提高他们对事件的判断和决策能力，达到卫生应急工作相应的岗位要求。本次项目具有全国性，培训人数较少的管理人员比较符合本次项目的规模，因此本次培训确定以具有一定工作经验的省级卫生行政部门卫生应急管理人员为培训对象，以提高学员卫生应急能力、符合国家和国际卫生条例的要求为培训目标。通过对卫生应急人员的需求问卷调查和卫生应急专家的访谈，确定了以卫生应急管理的关键环节为培训内容，同时，培训时间不应超过1周，培训方式应注意理论联系实际、充分发挥教师和学员积极性。本次培训通过前期的一系列工作确定了培训的目标、对象、时间、内容、方式等，依据充分，为培训方案的制订打下了良好的基础。

**2. 投入评价结果**

（1）经费支持：为保证项目的顺利进行，项目组根据投入的经费进行了合理的经费预算，对需求调查、方案设计、培训实施、项目总结四个阶段的各个具体环节都进行了合理的经费规划，完成经费预算后提交给世界卫生组织，在项目经费的支付程序方面采取项目组预付式，每一个环节先由项目组按预算支付经费，该环节结束后书写一份技术报告交由世界卫生组织，再由世界卫生组织拨付经费，这样就有效地保证了经费严格按照预算进行支出，在经费支持方面保证了项目的可行性。

（2）行政支持：本次项目课堂培训的对象为全国32个省级部门卫生应急管理骨干人员，课堂培训总时间为3周，要让省级单位的骨干人员离岗3周时间参加培训是非常困难的，而且目前部分省级部门应急办领导对卫生应急培训的重视程度不够，因此需要上级部门强制要求。本次项目由国家卫计委应急办负责牵头，下发一系列培训通知，保证了培训能够按计划进行，同时也一定程度上提高了学员的重视程度，提高了培训质量，在行政支持方面保证了项目的可行性。

（3）方案制订过程的合理性：好的培训方案应当有科学的依据、严谨的制订过程。本次培训通过大量的文献研究、政策分析和专家访谈确定了以卫生应急管理人员为培训对象，以提高学员卫生应急管理能力为目标的培训思路，再从卫生应急专家和卫生应急人员两方面调查了培训的时间、内容、方式、教材等，结合了专家的观点和需求方的要求，保证培训方案既能满足培训对象的需要，又具有良好的科学系统性。培训方案初步完成后，又经过了多次的专家论证，并再次对设计好的培训方案进行了需求调查。整个培训方案制订的过程中，每一环节都有相应的科学依据，保证了项目的可行性。

（4）本次培训方案：项目前期根据文献政策研究、需求调查、专家访谈、专家论证等方式，确定了培训方案。

1）培训对象

选择各省省级卫生行政部门应急办骨干人员。

2）培训目标

提高卫生应急管理能力，掌握卫生应急关键环节的应急处置原则、方法、技术和工具，达到省级卫生应急管理骨干人员的素质与能力要求。

3）培训模式

采用模块化培训，将卫生应急管理的基础理论知识独立为1个模块，其余按照卫生应急管理流程的四个阶段分为9个模块。①应急预防单元：风险管理模块、监测模块；②准备单元：预案模块、预警模块、物资储备模块；③反应单元：响应模块、现场组织与指挥模块、风险沟通模块；④善后处理单元：善后评价模块。

4）培训时间及方式

短期集中培训，每个模块培训1～2天，9个模块共培训4周，分成两个阶段进行培训。

5）培训方法及内容

基础理论知识模块采用专题讲座的方式进行讲授，内容包括①突发公共事件及突发公共卫生事件的概念与特征；②卫生应急机制的概念、意义与建设原则；③我国卫生应急管理法制建设的相关条款与意义；④卫生应急组织体系的功能与职责；⑤国内外卫生应急工作的特点与趋势等方面的内容。其他模块均采用“理论授课——小组讨论——汇报点评——桌面推演”的四段式培训方法。

理论讲授（4学时）：

目的是掌握与本环节相关的理论知识，包括相关的概念与理论、国家政策的要求、国内现况及存在问题、改进的策略与方法、制订管理计划的原则技巧等。本环节内容要求具有较强的实际可操作性。

小组讨论（4学时）：

目的是培训学员分析和解决实际管理问题的能力。具体方法：将学员分为4组，讨论学员携带的本省卫生应急管理计划，根据理论授课的要求，提出修改建议，形成组内意见，准备PPT。讨论要求：学员和老师共同研讨，无对错之分，目的是研讨的过程中学习相关的技术方法、理解理论知识。

小组汇报与专家点评（4学时）：

具体方法：每小组汇报点评时间为40分钟，小组派一名代表汇报讨论结果（20分钟），内容包括所讨论的计划或案例的基本情况、存在的问题以及修改建议等，小组其他成员可进行补充；汇报结束后由专家进行点评（省项目办主任、教师、教辅助人员），要求教师结合实际进行点评，指出汇报中存在的具体问题，并给出参考答案或参考建议。

桌面推演（4学时）

目的是提高学员实施管理计划和质量控制的能力。具体程序包括：A. 每个推演步骤开始前，教师只发放该步骤的情境剧本；B. 教师根据事先设计的剧本，提出操作要求，并不断提出各种意外事件的情境；C. 学员通过讨论，根据情境进行判断并做出决策；D. 各组学员以书面形式提交推演结果，教师评审后进行阶段点评，直到将所有问题解决为止；E. 教师对整个推演过程进行总结。本环节要求教师具备较丰富的实践经验以及较强的课堂掌控能力，最好能准备有关的桌面推演工具（例如地图、直尺等）。

6）培训师资

每个模块选定一名至两名主讲教师和一名助手，主讲教师选择长期从事该领域研究的大学教师或具有丰富实践经验的卫生应急管理人员。教师负责理论讲授，包括提出各阶段的教学设想，提供案例或案例线索，审阅本模块的所有教学材料。助手负责按照授课教师的要求协助准备各类教学材料，包括协助制作 PPT，编写讲义，准备小组讨论提纲、讨论案例（或学员带来的计划），准备点评要点和评分标准，编写桌面推演剧本。主讲教师和助手均要求全程参与本模块授课。

（5）本次培训方案的合理性和效用性：对本次培训方案的合理性和效用性进行分析。本培训方案在一定程度上解决了目前应急培训中普遍存在的问题。具体分析见表 3-64。

**表 3-64 培训方案合理性及效用性分析**

| 存在问题 | 问题分析 | 本次培训方案如何解决问题 |
| --- | --- | --- |
| 知识不成体系 | 目前国内的培训多是横向的，以“一案三制”理论培训或纵向的典型案例培训为主，缺乏纵横结合，而针对应急管理某一方面的培训过于零散，无法形成完整的知识体系 | 总论＋各论，按照事件处置的一般规律进行培训，既能掌握每一步的处置方法，又能适用于各种事件处置，纵横交错，内容涵盖应急管理的所有关键环节，系统性好 |
| 内容缺乏实用性或专业性 | 职业教师具有较深的理论功底，但没有或很少了解卫生应急管理过程，知识多来自文献，与日常卫生应急管理的距离较远；实际工作者缺乏理论高度，以自己的经验替代可靠的证据，经常以偏概全，虽然实用，但缺乏指导价值 | 根据需求调查和应急管理过程设计培训内容，能兼顾内容的实用性和专业性；安排高水平师资或双师资，解决师资理论水平或实践经验不足的问题 |
| 培训效率低 | 一是缺乏系统设计，教师授课没有明确的内容规定；二是知识间存在着密切联系，在讲授主要内容前，必须使学员了解相关联的知识；三是在职人员培训的时间难以保证，多次培训时，教师之间沟通少，重复不可避免 | 打破知识的系统性，按照应急管理过程，将应急管理分为相互独立的培训模块，各模块自成体系，包括知识、技能、方法、工具和态度；可以使学员针对需要进行选择，补什么就培训什么 |
| 培训的时间冲突 | 卫生应急工作的特殊性导致了学员无法长时间离岗参加培训 | 模块可任意组合，培训时间可依据选择模块的多少来确定 |
| 学员的参与不足 | 传统的灌输式教学只有教师在讲，没有为学员的参与创造条件 | 设计小组讨论、小组汇报与专家点评、桌面推演的环节 |

续表

| 存在问题 | 问题分析 | 本次培训方案如何解决问题 |
|---|---|---|
| 学员的培训积极性不高 | 单纯的理论授课方法简单、形式单一，而多环节对教师的专业水平和实践经验都要求很高，教师能力不行将对培训效果产生很大的影响，降低学员的参与热情 | 设计理论授课、小组讨论、专家点评、桌面推演等各种方式，同时选择卫生行政部门官员、高校教授等高水平师资，提高学员的学习热情 |

可见，本项目培训方案具有以下特点：①以卫生应急基本环节为单位，有利于分别掌握；②各模块分别设计四个部分，有利于对培训内容有深刻理解和应用；③小组讨论实际发生的问题，培训更具有针对性；④充分的师生互动、学员之间的讨论，有利相互启发、共享经验；⑤桌面推演使现实情况再现，有利于理论结合实际；⑥管理干部和高校教授的组合，弥补了师资能力较弱的缺陷；⑦不同层次和部门的学员组合，丰富了经验，加强了工作沟通；⑧多角度的质量控制，保障了培训的有效性；⑨教师的及时点评，有助于学员的及时理解和修正。因此，本项目培训方案基本能解决现今卫生应急培训普遍存在的不足，具有较好的效用性和可行性。

（6）培训方案优势分析：将本次培训方案与传统的卫生应急培训方案进行比较，分析本次培训方案的优势，见表 3-65。

**表 3-65　培训方案优势分析**

| | 模块化培训 | “一案三制”为主的培训 | 典型案例专题培训 |
|---|---|---|---|
| 培训内容 | 纵横结合，系统全面，有助于学员能力的提升 | 理论为主，实用性较差，只能提高学员的理论知识 | 只针对某一事件，只能提升学员这一事件的处置能力，且外推性较差 |
| 培训时间 | 单模块培训时间短，各模块可独立培训 | 难以拆分，需要一次性培训 | 难以拆分，需要一次性培训 |
| 教学方式 | 理论实践结合 | 以理论授课为主 | 以案例分析为主 |
| 学员参与 | 理论指导实践 | 学员参与度低 | 缺乏理论指导 |

可见，模块化培训在培训内容、培训时间、教学方式、学员参与方面较目前传统的“一案三制”培训和典型案例专题培训有自身的优势，因此，本次培训选择采用模块化培训方案。

**3. 过程评价结果**

（1）学员基本情况

本次全国卫生应急师资培训共分两个阶段。第一阶段培训 1 周，第二阶段培训 2 周，参与培训的学员共 37 人，其中男性 29 人（78.4%），女性 8 人

(21.6%)；平均年龄35.5岁，年龄最大的52岁，年龄最小的25岁；37人中有27人来自省级卫生厅，7人来自省级疾病预防控制中心，1人来自新疆建设兵团卫生局，2人来自市级卫生局，所有学员均为各单位骨干；专业方面，有8人专业是临床医学（24.3%），有18人专业是预防医学（51.4%），有3人专业是卫生管理（8.1%），另有6人来自其他专业；学历方面，所有学员都是本科及本科以上学历，其中有13人是硕士及硕士以上学历（35.1%），24人是本科学历（64.9%）；在卫生应急工作时间上，统计在内的有33人，最短的1个月，最长的10年，平均工作时间为34.36个月；37人当中有19人之前参加过卫生应急培训（51.4%），平均次数为3.18次，时间为14.47天，19人当中只有1人在国外参加过培训；所有学员从事卫生应急工作的时间平均为34.36个月。见表3-66。

**表3-66 学员基本情况**

| 组别 | 分类 | 人数 | 比例（%） |
|---|---|---|---|
| 性别 | 男 | 29 | 78.4 |
| | 女 | 8 | 21.6 |
| 年龄（岁） | 25～ | 17 | 46 |
| | 35～ | 16 | 43.2 |
| | 45～ | 4 | 10.8 |
| 工作单位 | 省级卫生厅 | 28 | 75.7 |
| | 省级疾控中心 | 7 | 18.9 |
| | 市级卫生局 | 2 | 5.4 |
| 文化程度 | 硕士及以上 | 13 | 35.1 |
| | 本科 | 24 | 64.9 |
| 专业 | 临床医学 | 9 | 24.3 |
| | 预防 | 19 | 51.4 |
| | 卫生管理 | 3 | 8.1 |
| | 其他 | 6 | 16.2 |
| 是否参加过应急培训 | 是 | 19 | 51.4 |
| | 否 | 18 | 48.6 |
| 参加过应急培训的学员培训总时间（天） | ≤10 | 11 | 57.9 |
| | 11～ | 4 | 21.1 |
| | 21～ | 3 | 15.8 |
| | 31～ | 1 | 5.2 |

（2）管理人员过程记录：管理人员对本次培训的整个过程进行了观察和客观记录，现对记录进行简单总结：①亮点：监测模块的理论授课环节教师富有激情，与学员互动频繁，课堂气氛活跃，学员积极性高并主动要求延长课时；预警和善后评价模块的小组讨论环节中，教师及教师助手积极参与每个小组的讨论并给予引导，各小组在讨论热烈的同时也保证了高效率，学员讨论积极系数高（所有学员均参与讨论发言）；响应模块的汇报点评环节教师点评仔细，提出了学员汇报中存在的每一个细节问题，并给出了自己的参考意见，得到了学员一致好评；现场指挥模块的桌面推演环节较有特色，教师为学员准备了行军地图，增强了推演的实战感，学员积极性很高。总的来说，本次培训各模块均按计划顺利完成，所有教师均态度认真，准备了幻灯和讲义，大部分学员均在各模块讨论中进行了发言，所有小组均完成了汇报任务，整体培训气氛好。②不足：很多模块理论授课都缺乏互动；有些模块小组讨论缺乏教师参与，学员讨论效率低；汇报点评普遍存在不足，不能具体指出学员汇报中的问题并给出参考意见；有些模块桌面推演过程不紧凑，案例和假设不够新颖；培训后期学员积极性下降。具体见表 3-67。

同时，管理人员对培训过程进行了监控，对存在的问题采取了解决措施：①改善讨论环境；②安排教师为学员补课，讲授培训计划要求的但未讲授的知识点；③根据学员学习状态调整培训时间；④提醒学员避免迟到。上述措施的开展在一定程度上解决了培训中存在的问题。

**表 3-67　管理人员培训过程记录总结**

| | 理论授课 | 小组讨论 | 汇报点评 | 桌面推演 |
|---|---|---|---|---|
| 预案编制 | 教师态度好，准备充分，内容全面，能联系实际，感染力较好，但缺乏互动；学员认真 | 一组讨论不够积极，其他组讨论激烈，各组均能完成汇报材料 | 各组表现良好，相互能够补充，但有个别学员迟到；教师点评能提出问题启发学员 | 教师点评精彩，能启发学员结合实际讨论；学员讨论热烈，并能解决问题 |
| 风险管理 | 教师态度认真，能联系实际，但感染力一般，缺乏互动，内容与学员要求有差距 | 各组讨论积极，案例讨论有难度。各组均能完成汇报材料 | 学员提问积极性高，产生了共鸣，但有个别学员迟到；教师回答了学员的疑问，并补充了授课内容 | 教师能引发学员思考；学员讨论热烈，相互能启发，但一、二组有些学员未参与讨论 |
| 物资储备 | 教师准备充分，内容全面，但缺乏感染力、互动和联系实际；部分学员精神不集中 | 各组讨论气氛较好，也有个别学员讨论不够积极 | 教师点评全面，能发现问题，更多的是介绍自己的工作经验 | 教师对时间掌控不够，过程不够紧凑，学员讨论热烈，个别学员迟到 |

续表

| | 理论授课 | 小组讨论 | 汇报点评 | 桌面推演 |
|---|---|---|---|---|
| 现场指挥 | 教师对时间的控制力强，感染力好，内容全面，但互动不足；学员态度认真 | 无该环节 | 无该环节 | 教师准备充分，推演有实战感，但推演内容过多；学员积极性高，讨论热烈 |
| 预警 | 教师善于联系实际，与学员互动，课堂讨论气氛好，但内容不够全面 | 各组均有教师控制讨论节奏，气氛热烈，讨论效率高，很快完成了汇报材料 | 学员通过汇报引发了很多思考；教师从实际点评，提出了相应问题 | 无该环节 |
| 响应 | 教师善于联系实际，与学员互动，课堂讨论气氛好，但理论内容有些薄弱 | 整体讨论气氛好，但三组各自讨论，经提醒后有所改善 | 教师点评细致，找出了各组存在的每一个问题，并给出了参考意见 | 无该环节 |
| 风险沟通 | 内容全面，能联系实际，但授课时间较长，互动不足，学员比较疲惫 | 二组讨论有主讲教师参与，最为激烈，各组基本完成了汇报材料 | 教师点评认真，能提出存在的问题，引起学员的思考 | 教师设定学员角色扮演，学员积极性较好，但推演案例过多且问题繁复 |
| 监测 | 教师善于启发学员思路，专业水平高，授课技巧好，互动效果很好 | 受理论授课影响，学员保持了较高积极性，讨论气氛较好 | 各组表现良好，教师点评能发现存在问题 | 无该环节 |
| 善后处置评价 | 教师感染力强，互动好，能联系实际，但内容过多且难度较大，讲授速度偏快，学员跟不上节奏 | 总体讨论气氛热烈，内容有难度，教师助手积极为各组解决难题 | 教师点评详细，能提出存在的问题，善于带动学员积极性，让更多的学员提问 | 无该环节 |

（3）教师课堂评分：教师根据学员课堂表现进行评分，各模块学员最低得分均在 80 分以上，除响应模块外（89.7 分），其他模块平均分均在 90 以上，所有学员在九个模块中的学习成绩均合格且表现优异。见表 3-68。

表 3-68 各模块学员课堂表现评分表

| 模块 | 最低分 | 最高分 | 平均分 |
|---|---|---|---|
| 预案编制 | 90.1 | 98.6 | 95.7 |
| 风险管理 | 85.6 | 93 | 90.3 |
| 物资储备 | 85.6 | 93.4 | 90.3 |
| 现场指挥 | 91 | 95.3 | 92.5 |
| 预警 | 80.7 | 95.6 | 92.2 |
| 响应 | 81 | 94.3 | 89.7 |
| 风险沟通 | 86.3 | 93.1 | 90.6 |
| 监测 | 82 | 93 | 90 |
| 善后处置评价 | 84.9 | 95.2 | 90.3 |

（4）满意度评价：除了时间安排外，九个模块其他各项满意度评分均在 8 分以上，各模块在时间安排、师资水平方面满意度评分差异有统计学意义，其中时间安排得分最高的是监测模块（8.96），最低的是储备模块（7.69）；师资水平得分最高的是监测模块（9.35），最低的是风险沟通模块（8.29）。具体见表 3-69。

表 3-69 各模块安排、师资、组织管理满意度情况

| | 预案 | 风险管理 | 储备 | 指挥 | 预警 | 响应 | 风险沟通 | 监测 | 评价 | F | *P* |
|---|---|---|---|---|---|---|---|---|---|---|---|
| 授课方式评分 | 8.61 | 8.52 | 8.34 | 8.67 | 8.72 | 8.78 | 8.21 | 9.11 | 8.64 | 1.620 | 0.120 |
| 时间安排评分 | 7.91 | 7.87 | 7.69 | 8.22 | 8.90 | 8.74 | 8.04 | 8.96 | 8.52 | 3.963 | <0.001 |
| 内容实用性评分 | 8.39 | 8.17 | 8.41 | 8.78 | 8.66 | 8.96 | 8.57 | 9.18 | 8.36 | 1.615 | 0.121 |
| 师资水平评分 | 8.75 | 8.65 | 8.38 | 8.84 | 8.92 | 8.90 | 8.29 | 9.35 | 9.02 | 3.220 | 0.002 |
| 设施及管理评分 | 8.46 | 8.48 | 8.38 | 8.65 | 8.62 | 8.63 | 8.32 | 8.88 | 8.49 | 0.772 | 0.627 |

九个模块在各个环节满意度评分均在 8 分以上，各模块在理论授课、小组讨论以及汇报点评环节满意度评分差异有统计学意义，其中理论授课得分最高的是监测模块（9.39），最低的是风险管理模块（8.13）；小组讨论得分最高的是预警模块（9.21），最低的是风险沟通（8.43）；汇报点评得分最高的是响应模块（9.19），最低的是风险管理和风险沟通模块（8.39）。具体见表 3-70。

表 3-70 各模块各个环节满意度情况

| | 预案 | 风险管理 | 储备 | 指挥 | 预警 | 响应 | 风险沟通 | 监测 | 评价 | F | P |
|---|---|---|---|---|---|---|---|---|---|---|---|
| 理论授课评分 | 8.43 | 8.13 | 8.24 | 8.81 | 9.00 | 8.89 | 8.39 | 9.39 | 8.60 | 3.270 | 0.001 |
| 小组讨论评分 | 8.70 | 8.65 | 8.55 | — | 9.21 | 8.96 | 8.43 | 8.96 | 9.00 | 2.385 | 0.023 |
| 汇报点评评分 | 8.65 | 8.39 | 8.55 | — | 9.03 | 9.19 | 8.39 | 9.14 | 8.96 | 3.608 | 0.001 |
| 桌面推演评分 | 8.35 | 8.30 | 8.52 | 8.70 | — | — | 8.32 | — | — | 0.659 | 0.622 |

注：现场指挥模块：小组讨论与汇报点点评与桌面推演合并进行；预警、响应监测和评价四个模块没有设计桌面推演。

（5）学员个人访谈及小组座谈中对培训的评价和建议

1）培训方式和内容

学员普遍认为模块式培训方式非常新颖，是之前培训未遇到过的，学习起来积极性很高。九个模块基本涵盖了卫生应急的各个重要环节，内容全面，系统性强，非常有必要。建议增加卫生应急培训模块，教授学员如何开展卫生应急培训，并针对 CDC 设计一些模块，内容应更侧重管理、决策，并可参照军队应急方案，每个模块介绍一些相关权威著作。

2）各模块授课方式及内容

学员普遍认为理论授课、小组讨论、小组汇报与专家点评、桌面推演的授课方式思路很好，是实践—理论—实践—理论的往复循环过程。学员主动参与学习，通过讨论互相交流，有很高的积极性，讨论的案例对实际工作有很强的指导性，但部分学员也认为本次培训授课方式思路虽然很好，但安排不够灵活，有些模块不需要四个环节，讨论及推演的案例应当更加精致和新颖，假设也应当更多，可以中外结合，更好地拓宽学员的思路，最后可针对九个模块进行总体推演。可以增加观看教学片，观摩现场处置。

3）培训师资

学员认为本次培训师资整体力量强，陈文亮教授在理论和实践方面都有很高的造诣，并且有很好的亲和力；李丰教授实践能力很强，桌面点评很精彩；彭宗超教授从宏观上拓宽了思维视角；吴敬处长专业功底深厚；李正懋处长观察细致，能认真总结学员的报告，他的点评很精彩；黄建始教授在监测方面有深厚的理论功底和丰富的实践经验，授课技巧非常好，并能将国外的先进理念带给大家，大大拓宽了大家的思路。建议请理论知识丰富的教师讲授理论，实践经验丰富的教师负责讨论和推演。理论授课应加强与学员的互动，教师及助手应参与并指导每个小组的讨论，点评应指出学员汇报存在的问题，给出参考意见。

4）培训对象

大部分学员认为将卫生厅和疾控中心人员混合培训效果很好，疾控中心人员非常需要卫生应急管理理念，在讨论中可以使行政部门人员和业务部门人员相互了解，两者思路不同，会有更多角度的意见。但也有学员认为两者关注点不同，需要讲授的内容过多，对理论授课和点评的要求都更高。另外，学员认为主任和科员混合培训效果好，由于来自不同省份，不存在直接的上下级关系，每位学员都能畅所欲言，同时也能了解领导和下属的不同看法。部分学员建议医院应急管理者也进行混合培训。

5）培训时间

多数学员认为第二阶段培训时间过长，后期学员感到疲惫，积极性有所下降，部分模块时间过长，过程不紧凑，每天上课时间过早，改变了日常作息时间。建议每阶段培训不要超过 7 天，一年可以有 2～3 次，如果时间过长，中间最好有休假，让学员有消化的时间。每个模块培训时间应当根据具体情况灵活安排。

6）培训组织管理

学员对本次培训的组织安排满意度很高，认为项目组准备充分，用心为学员考虑，组织的拓展训练加深了学员之间的友谊，提高了学员的团队意识；参观军科院让学员了解了军队的应急工作，为学员所在省的应急工作提供了很好的参考。有学员认为理论授课场地安排教师与学员的距离不宜太远，学员讨论时相互之间距离也不宜太远，项目组在安排场地时应当考虑。另外，建议项目组培训前尽早地将培训材料发给学员，并布置一些任务，让学员带着问题进行学习。培训期间晚上可以组织一些简单的文体活动，提高大家的士气。

**4. 成果评价结果**

（1）学员培训前需求及培训后提高情况：培训前调查学员需求状况，各模块需求情况都在一般以上；培训后调查学员认为自身水平提高的情况，除了预案和风险管理模块外，所有学员在其他各方面都有不同程度的提高（一名学员未学习预案和风险管理模块）。具体见表 3-71、表 3-72。

**表 3-71　培训前学员对各能力需求情况**

| | 培训前各能力需求情况 [$n$ (%)] | | | | |
|---|---|---|---|---|---|
| | 非常需要 | 需要 | 一般 | 不需要 | 很不需要 |
| 预案编制能力（$n$=30） | 19（63.3%） | 6（20%） | 5（16.7%） | 0 | 0 |
| 风险管理能力（$n$=31） | 23（74.2%） | 8（25.8%） | 0 | 0 | 0 |
| 物资储备能力（$n$=30） | 14（46.7%） | 10（33.3%） | 6（20%） | 0 | 0 |
| 现场指挥能力（$n$=31） | 24（77.4%） | 6（19.4%） | 1（3.2%） | 0 | 0 |
| 应急预警能力（$n$=30） | 20（66.7%） | 10（33.3%） | 0 | 0 | 0 |
| 应急响应能力（$n$=30） | 23（76.7%） | 7（23.3%） | 0 | 0 | 0 |
| 风险沟通能力（$n$=31） | 24（77.4%） | 6（19.4%） | 1（3.2%） | 0 | 0 |
| 应急监测能力（$n$=30） | 15（50%） | 12（40%） | 3（10%） | 0 | 0 |

表 3-72　培训后学员各模块提高情况

| | 培训后各模块提高情况 [n (%)] | | | | |
|---|---|---|---|---|---|
| | 提高很大 | 提高较大 | 提高一般 | 提高较小 | 没有提高 |
| 预案编制模块 ($n$=31) | 6 (19.4%) | 18 (58.1%) | 6 (19.4%) | 0 | 1 (3.2%) |
| 风险管理模块 ($n$=31) | 7 (22.6%) | 20 (64.5%) | 3 (9.7%) | 0 | 1 (3.2%) |
| 物资储备模块 ($n$=31) | 5 (16.1%) | 18 (58.1%) | 8 (25.8%) | 0 | 0 |
| 现场指挥模块 ($n$=31) | 7 (22.6%) | 17 (54.8%) | 6 (19.4%) | 1 (3.2%) | 0 |
| 应急预警模块 ($n$=31) | 5 (16.1%) | 18 (58.1%) | 8 (25.8%) | 0 | 0 |
| 应急响应模块 ($n$=31) | 5 (16.1%) | 20 (64.5%) | 5 (16.1%) | 1 (3.2%) | 0 |
| 风险沟通模块 ($n$=31) | 5 (16.1%) | 19 (61.3%) | 6 (19.4%) | 1 (3.2%) | 0 |
| 应急监测模块 ($n$=31) | 0 | 22 (71%) | 9 (29%) | 0 | 0 |

（2）学员卫生应急能力自评得分：学员在培训前后对自身各项能力进行评分（分数：1～10），培训前学员各项能力处于一般水平（50.77±11.42），其中领导思考能力最高（6.81±1.60），运用多学科的文化技能最低（5.94±2.08）；培训后学员各项能力处于较高水平（61.58±7.78），其中交流沟通能力最高（8.10±0.94），财政预算管理能力最低（7.29±1.37），运用多学科的文化技能提高幅度最大（7.81±1.08）。各项能力及总分前后差异均有统计学意义。具体见表 3-73。

表 3-73　培训前后学员能力自评情况

| | 平均分 | | $n$ | $t$ | $P$ |
|---|---|---|---|---|---|
| | 培训前 | 培训后 | | | |
| 分析评价能力 | 6.45±1.48 | 7.71±1.04 | 25 | 4.797 | <0.001 |
| 理解执行政策能力 | 6.29±1.94 | 7.68±1.42 | 25 | 4.876 | <0.001 |
| 交流沟通能力 | 6.77±1.56 | 8.10±0.94 | 25 | 5.938 | <0.001 |
| 运用多学科的文化技能 | 5.94±2.08 | 7.81±1.08 | 25 | 4.578 | <0.001 |
| 工作实践技能 | 6.00±1.48 | 7.58±1.12 | 25 | 4.707 | <0.001 |
| 基础知识技能 | 6.39±1.76 | 7.74±1.13 | 25 | 5.365 | <0.001 |
| 财政预算管理能力 | 6.13±1.78 | 7.29±1.37 | 25 | 3.456 | 0.002 |
| 领导思考能力 | 6.81±1.60 | 7.68±1.19 | 25 | 3.605 | 0.001 |
| 总分 | 50.77±11.42 | 61.58±7.78 | 25 | 5.651 | <0.001 |

（3）学员卫生应急态度评价：学员在培训前后对卫生应急核心能力建设中的 10 项内容进行重要性评分（分数：1～10），培训前内容总分为 78.68±

7.730，培训后内容总分为89.59±5.018，前后差异有统计学意义。具体见表3-74。

表3-74 培训前后学员对卫生应急知识认识态度改变情况

| | 平均分 | *n* | *t* | *P* |
|---|---|---|---|---|
| 培训前 | 78.68±7.730 | 25 | 5.861 | <0.001 |
| 培训后 | 89.59±5.018 | | | |

（4）卫生应急测试得分：分别在培训前和培训后对学员进行测试，前后匹配的学员为25名，培训前平均成绩为（20.71±4.117）分，培训后平均成绩为（37.61±5.690）分，差异有统计学意义。具体见表3-75。

表3-75 培训前后测试成绩比较

| | 最低分 | 最高分 | 平均分 | *n* | *t* 值 | *P* 值 |
|---|---|---|---|---|---|---|
| 培训前 | 12 | 28 | 20.71±4.117 | 25 | 12.856 | <0.001 |
| 培训后 | 22 | 48 | 37.61±5.690 | | | |

（5）学员个人访谈及小组座谈课堂培训对学员的影响

1）知识

很多学员都认为，这次学习很系统，学习了卫生应急知识，把卫生应急的各个环节串联了起来，形成了卫生应急知识框架体系。有学员表示培训之前由于知识体系不完善，考虑问题不全面，工作起来提心吊胆，通过培训掌握了卫生应急的重点环节，对整个卫生应急工作的过程有了全面的了解，知道如何事前考虑、事中处置、事后评价，如何从横向和纵向对事件进行分析，工作的时候就能定下心来，沉着应对。来自疾控中心的学员认为尽管培训的内容是针对卫生应急管理人员，但对于他们来说也是非常重要的，他们在工作岗位上学会了“如何做”，而本次培训则教会了他们“做什么”，他们能够了解行政系统看待问题的角度，从而能够更好地做工作。

2）实际工作

多数学员表示这次培训的内容与实际工作联系紧密，讨论和推演的内容都是学员平时工作所要面对的，对学员的实际工作帮助很大。例如，有学员表示本省将要进行的卫生应急演练就可以用到现场指挥和物资储备模块所学到的知识；还有学员表示本次培训所学的很多模块都对自己每个月要进行的突发事件总结、预测和预警有帮助；但也有学员指出本次培训的预期和实际有差距，要实现理论与实践的结合是有困难的。本次培训的模块涉及内容非常贴近应急工作实际，这些培训内容部分已经开展，但很不规范，部分是想开展却不知如何开展的，但由于卫生应急工作的基础不健全，很多理论是暂时凌驾于实践之上的，仍需要时间和空间来创造实践环境，比如说领导是否持续重视，人财物是否持续到位，都会影响到卫生工作业绩和实际效果，培训很难使其根本改变。

3）思维和观念

大部分学员都认为此次培训更重要的是提高了自身思维能力。学员通过充分的讨论发散了思维，拓展和更新了自身原有的观念，不仅使学员看待各个卫生应急问题的角度更加全面了，更使学员懂得了在以后的工作中要从多角度、全方位看待问题，不仅要考虑卫生因素，还要考虑社会因素等；不仅仅是从自身的角度看待问题，更要站在行政管理者的角度进行决策；不仅仅只着手于工作本身，更要站在卫生应急事业的高度进行考虑。

4）行为和态度

部分学员认为本次课堂培训对自己的行为和态度产生了影响，如有学员表示通过本次培训看到了自己与其他省份学员的差距，很大程度地刺激了自己，回去以后要加强学习，同时，面对问题也不会像以前一样得过且过，而是会自觉地去查找这方面的内容进行思考；有学员表示培训前以为自己经验丰富，通过培训发现了自身很多不足，培训初期的时候不会对各小组的汇报进行记录，随着培训的进行发现各小组汇报的很多内容对自身启发很大，因此会记录小组汇报中有价值的内容；有的学员表示第一期培训结束后重新审视本省预案发现了很多问题，并在自己的分析报告中提出了关于预案和风险管理问题，同时，本次培训也促进了自己对自身价值和工作目标的思考。

5）搭建沟通交流平台

很多学员都认为本次培训将来自全国各省的卫生应急界同仁聚集到了一起，大家通过讨论了解到了其他省卫生应急的工作情况，为本省的卫生应急工作提供很好的参考。同时，大家在平时的生活中建立了深厚的友谊，形成了一个团体，加强了联系，从而形成了全国卫生应急人力资源沟通的长效机制，将会大大促进卫生应急事业的发展。

（6）远期成果评价

1）问卷调查

问卷一共调查了21名学员，在培训内容的实用性评价方面，所有学员都认为本次培训内容整体实用性好，其中15人（71.4%）认为很实用，6人（28.6%）认为实用；各模块实用性评价方面，预案模块、现场指挥模块、响应模块的实用性评价均为很实用或实用，其他模块有少数学员认为实用性一般，具体见表3-76；对各模块实用性进行秩和检验（表3-77），各模块实用性差别有统计学意义，实用性评价最高的为预案模块（18人认为很实用，3人认为实用），最低的为善后处置评价模块（8人认为很实用，10人认为实用，3人认为一般）；模块完善性方面，17名学员（81%）认为本次培训的模块已能满足目前工作需要，4名学员（19%）认为本次培训的模块还不够完善，他们都认为应当增加应急培训模块；运用知识方面，18名学员（85.7%）表示能将所学知识运用到工作中，3名学员（14.3%）表示想运用但难以实现，主要原因是领导不够重视，缺乏实现的条件；资源共享方面，17名学员（81%）表示将培训资料与同事进行了共享，1名学员（4.8%）没有考虑与同事共享，3名学员（14.3%）表示想共享但难以实现，主要原因是领导重视不够，同事积极性不高；能力提高方面，所有学员都认为本次培训明显提高了自身能力，其中17名学员（81%）认为培训使自身的理论知识更加丰富，14名学员（66.7%）认为培训显著提高了自身的

**表 3-76 培训整体及各模块内容实用性评价情况**

| | 很实用［n（%）］ | 实用［n（%）］ | 一般 | 不实用 | 很不实用 |
|---|---|---|---|---|---|
| 预案模块 | 18（85.7%） | 3（14.3%） | 0 | 0 | 0 |
| 风险管理模块 | 13（61.9%） | 7（33.3%） | 1（4.8%） | 0 | 0 |
| 物资储备模块 | 11（52.4%） | 9（42.9%） | 1（4.8%） | 0 | 0 |
| 现场指挥模块 | 13（61.9%） | 8（38.1%） | 0 | 0 | 0 |
| 预警模块 | 9（42.9%） | 11（52.4%） | 1（4.8%） | 0 | 0 |
| 响应模块 | 15（71.4%） | 6（28.6%） | 0 | 0 | 0 |
| 风险沟通模块 | 10（47.6%） | 10（47.6%） | 1（4.8%） | 0 | 0 |
| 监测模块 | 11（52.4%） | 8（38.1%） | 2（9.5%） | 0 | 0 |
| 善后评价模块 | 8（38.1%） | 10（47.6%） | 3（14.3%） | 0 | 0 |
| 整个培训项目 | 15（71.4%） | 6（28.6%） | 0 | 0 | 0 |

**表 3-77 各模块实用性秩和检验表**

| | 秩均值（Mean Rank） | $x^2$ 值 | *P* 值 |
|---|---|---|---|
| 预案模块 | 3.62 | | |
| 风险管理模块 | 4.83 | | |
| 物资储备模块 | 5.14 | | |
| 现场指挥模块 | 4.62 | | |
| 预警模块 | 5.71 | 22.084 | 0.005 |
| 响应模块 | 4.26 | | |
| 风险沟通模块 | 5.48 | | |
| 监测模块 | 5.24 | | |
| 善后评价模块 | 6.10 | | |

工作技能，13 名学员（61.9%）认为培训端正了自身的态度，20 名学员（95.2%）认为培训显著拓展了自身的思维视角，13 名学员（61.9%）认为培训显著改变了自身行为。

2）学员个人深入访谈及小组座谈

①学员对本次培训的评价和建议：学员均认为本次培训很及时，师资权威性很强，模块式教学很新颖，理论授课、小组讨论、汇报点评、桌面推演的授课方式很科学，讲授的内容全面实用，汇编整理的教材非常系统。本次培训形成了系统的卫生应急管理培训模板，其培训模式、教学方法、教材等为全国其他各层级卫生应急管理培训提供了良好的借鉴。同时，学员建议增加卫生应急培训模块，教授如何开展应急培训和演练；继续延续这样的培训班，巩固所学的知识技能，并将培训班拓展到市、县一级；还可以增加实地参观以及现场操作，吸取成功经验；另外，每年至少组织一次经验交流会，讨论各自的收获及工作中遇到的问题，增强学员之间的联系。

②本次培训对学员的影响：大部分学员都认为本次培训最大的帮助是系统地学习回顾了卫生应急管理的整个过程，对卫生应急管理工作投入了更多的思考，意识到了能力建设的重要性，许多学员都更加积极地为领导提供建议，学员培训所学也对工作产生了很大帮助，如：某省学员综合运用预案、现场指挥、物资储备、风险管理等模块的知识，并借鉴本次培训小组讨论的形式流程，与同事展开了深入的讨论，制订了该省“水污染事件和麻疹疫情”的应急工作方案，事件处理有序，得到了上级的充分认可；某省学员运用风险管理模块所学的风险评估知识，对该省的特大洪涝灾害事件进行了风险评估，并启动了应急预案，做好了物资储备和充分的响应工作，现场指挥规范有序，将人员伤亡降到了最低，受到了上级表彰；某省学员通过学习现场指挥模块知识，发现了该省山体滑坡事件处理中存在的问题：现场处置过程中只考虑了物资输送的问题，但没有仔细规划好编队，并提出了相应的建议；某省学员通过九个模块的系统学习，设计了突发公共卫生事件处置流程图，用于该省应急指挥大屏幕显示，为处置突发公共卫生事件提供了有价值的参考；某省学员通过预案模块的学习，开展了该省卫生应急预案建设情况及卫生应急管理人员对预案认知情况的调查，制订了预案建设情况调查表及预案认知情况调查表，调查了该省、市、县三级单位预案的完备性和可操作性，以及卫生应急管理人员对预案的认知、操作情况，为完善该省预案体系建设提供了有价值的参考；某省学员通过风险管理、监测模块的学习，对该省某市过去 5 年时间内的学校突发公共卫生事件相关信息进行了分析，提出了加强学校风险管理及监测的建议；某省学员结合培训所学的风险沟通知识，对该省发生的重大突发公共卫生事件的风险沟通处理过程进行了深入的讨论，总结了处理过程中的经验和存在的不足，为卫生应急管理人员风险沟通提供了有价值的参考建议，该学员还将于全国卫生应急工作交流会中分享该事件处理所得的经验；某省学员

运用培训所学的风险管理、善后评价等模块的知识，对该省大型集会的餐饮服务食品安全问题进行了风险因素的识别及评估，建立了该大型集会餐饮服务食品安全的风险管理制度，为其他重大活动及大型集会的风险管理提供了借鉴；此外，多个省份的学员均借鉴本次培训的方法、方式、内容，在本省开展了市一级的卫生应急管理培训或演练，并承担了师资的角色。

培训结束后项目组为学员建立了交流沟通的平台，很多学员都表示培训结束后经常在平台上进行交流沟通，通过互相之间提出需求、提供经验和帮助，解决了很多工作中存在的问题，提高了工作效率，也提高了自身的能力；通过互通信息缓解了工作压力，增进了友谊，使得团队联系更加紧密。

## 五、讨论

### （一）模块化培训模式适合于卫生应急管理领域

#### 1. 模块化培训符合卫生应急管理工作的特点

（1）由于卫生应急管理涉及的学科较多，难以将相关的基础理论、方法、技能通过传统的三段式，即先学习基础理论，再熟悉操作技能，最后进行岗位实习的教学方式系统地传授给学员，而应将与应急管理各关键环节密切相关的知识、技能、方法和工具进行系统的归纳和综合，形成独立的“培训模块”，可便于学员分别掌握。例如，“风险评估”涉及风险管理、公共卫生、统计分析等多学科的知识、技能、方法和工具，通过对其进行归纳和综合，形成一个“风险评估模块”，可增强培训的针对性。

（2）MES以能力培训为核心，理论知识够用为度，符合卫生应急管理培训以能力为主导的特点。对于卫生应急管理人员来说，培训的目的就是提高学员针对每一个关键环节的计划、组织、领导、协调和控制的能力。

（3）MES符合卫生应急管理过程的阶段性和内容的规范性的特点。在划分模块时，以应急管理的流程为依据，将每个关键的管理环节作为一个独立的模块；再通过分析国内外政策、岗位职责的要求，以培训大纲为指导，形成模块知识技能；依据应急管理流程各关键环节开发的一系列“培训模块”，可构成卫生应急管理知识体系的基本框架。

#### 2. 模块化培训能够解决目前培训中存在的突出问题

（1）MES目标明确，每一个模块均有其特定的培训目标，有明确的对知识、技能和态度的要求，表现为卫生应急管理的“单项能力”。随着培训模块的增加，学员可实现对多项能力的逐步掌握，直至掌握所有卫生应急管理人员应具备的能力，达到提升应急综合能力的目标。

（2）MES以工作岗位需求为导向，缩小了培训与需求之间的距离。培训内容的设定建立在岗位职能分析的基础之上，做到了内容来源于实际，针对性强，可纠正培训内容与实际需要脱节的现象。各模块自成体系、相对独立，便于合理规划培训内容。由于模块间没有直接联系，培训时只需要根据培训时间安排模块即可，而不用考虑知识的前后连贯，可减少低水平重复培训，提高培训效率。

（3）MES以学员为中心，能够增强学员的参与性，改善学习效果。与国内采用的其他方式相比，MES经济、灵活，突出能力培养，强调参与式教学，学员之间互相合作解决实际问题，这一模式更符合成人教育的特点，有利于知识的记忆和经验的分享。

（4）MES模块的可组合性使培训时间可以灵活掌握，能够满足应急人员的工作特点。卫生应急管理人员可能需要随时回到岗位处理突发事件，因此一次性连续完成系统性培训的困难较大，MES可较好地处理这个问题，时间较充裕时可培训多个模块，时间紧张时可少选或只选一个模块，漏选模块不影响其他模块的学习效果。

## （二）针对培训问题的对策建议

针对各类问题的解决策略（表3-78），以目标树的形式表示如下。

**表3-78　卫生应急管理培训存在问题的解决策略**

<table>
<tr><th>分类</th><th>根源</th><th colspan="2">策略</th></tr>
<tr><td>目标</td><td>缺乏提升横向能力为主的目标规划</td><td>提升横向能力为目标</td><td rowspan="5">MES 模式</td></tr>
<tr><td>内容</td><td>缺少需求调查和知识体系规划</td><td>以需求为导向，依据卫生应急管理流程系统规划</td></tr>
<tr><td rowspan="2">方式</td><td>纯理论授课不适用</td><td>互动式教学，实施科学组织</td></tr>
<tr><td>现有方式不能满足培训要求</td><td>探索更适宜的培训模式</td></tr>
<tr><td>时间</td><td>多次、短期的时间需求与传统模式不匹配</td><td>探索适宜多次、短期开展的模式</td></tr>
<tr><td rowspan="2">师资</td><td>师资不足，有待培养</td><td colspan="2">培养师资、双师资施教</td></tr>
<tr><td>行政关系密切，学员培训中压力较大</td><td colspan="2">避免直接领导担任师资</td></tr>
</table>

## （三）需求结果与MES模式特点基本吻合，MES在结构上能够满足培训需求

综合政策、部门和人员三方的需求评估结果，卫生相关部门的多数专家表示培训应以重点环节和关键流程为抓手，可按照卫生应急管理的流程划分培训单

元；以《卫生应急管理干部培训大纲》为基础制成的调查问卷中，调查对象需求较高的内容分别为“卫生应急组织体系的功能与职责”“卫生应急队伍的建设、培训与管理”“卫生应急现场指挥、协调与控制”“卫生应急装备与物资储备的管理与衔接”“突发公共卫生事件的监测、预警与报告”“现场人员防护”“现场应急处理”“媒体沟通的实际案例分析”，“很需要”人数比例均在60%以上。这些内容基本贯穿了卫生应急处理的整个过程，涵盖了卫生应急处理的四大阶段中的三个阶段：“监测”属于预防阶段；“应急队伍的建设、培训与管理”“预警”和“物资储备”属于准备阶段；“现场人员防护”“现场应急处理”“媒体沟通”属于反应阶段。由此可见，调查对象的培训需求是以实际工作的需要为核心，关注卫生应急管理流程的相关工作，符合按流程划分模块进行培训的设计。此外，从培训方法、时间安排的需求度来看，MES以学员为中心的教学理念和灵活的时间安排，符合培训需求。

### （四）个别模块需求率在不同单位类别间存在差异，可分部门培训

突发公共卫生事件的监测是一个复杂的过程，相关业务部门尤以疾控部门为主。疾控部门负责数据的收集、整理，经过评估后报卫生行政部门；卫生行政部门需要对所获信息进行分析解释，最终做出决策，所以两者在监测中的工作是不同的。疾控部门人员多为公共卫生人才，具备专业的知识背景，工作中有较完备的监测体系，对于监测资料的处理轻车熟路；而卫生行政部门应用信息的过程更多是思辨的过程，需要结合信息和工作经验综合判断，难度较高，因此行政部门的监测模块需求率较高。卫生应急实验室管理的工作专业性较强，业务部门的需求率大于行政部门，我们可在业务部门单独培训本模块。卫生应急响应中，行政部门是响应的主体，需要主动协调指挥、采取相应措施，相关业务部门则主要负责执行命令，完成业务范围内的任务，因此行政部门对响应的需求率大于业务部门，培训时应以其为重点。

### （五）部分模块的需求率在不同单位级别间有差异，可分级培训

由研究结果可以看出，部分模块的需求率在不同单位级别间有差异。县级单位由于人员学历较低，且平时缺乏培训，对基础知识的需求迫切程度较高，因此对理论基础知识模块的需求率高于其他两级人员。《中华人民共和国突发事件应对法》中规定，只有“县级以上人民政府”具备发布预警的权利，县级有关部门的主要职能是上报情况并提出建议，因此县级人员对预警模块的需求率低于省、地（市）两级。关于风险沟通，《中华人民共和国政府信息公开条例》规定，县级以上各级人民政府及其部门在各自职权范围内确定主动公开的政府信息的具体内容，因此县级部门不具备风险沟通的主动权，其职能是如实上报并核实，所以省、地（市）级人员对风险沟通模块的需求率高于县级。在应急响应中，各级别

单位的职责是：上级指导、支持、督查；本级负主要责任；下级执行、落实，因此，地（市）级单位往往扮演着“主责”的角色，县级单位则负责事件的具体处置，故地（市）、县级人员对响应模块的需求率高于省级。同样，我国卫生应急指挥系统中，地（市）级和县级分别作为“责任区”和“任务区”负责指挥部署工作及具体落实，是应急指挥系统中的主体层，责任重大，故地（市）级及县级人员对现场组织与指挥模块的需求率高于省级。众所周知，一起突发公共事件的危害性是多方面的，涉及健康、经济、社会稳定和政府信誉等内容，同时事件的应对处置也需要多方力量，因此事件评价工作困难较大，需要兼顾多个层面在事件中受到的影响，权衡许多能够量化和难以量化的因素，需要掌握充分的资料，要求有一定的高度，省级人员是开展此项工作的主体，需求度高于其他两级。

尽管县级人员对风险管理模块的需求率低于省、地（市）两级，但实际上风险管理是以最低的成本获得最大安全保障的管理活动，它是对风险识别、评估和控制的过程，县级人员是接触“风险”的一线人员，是识别风险的守门人，其风险管理能力至关重要，从现有结果来看，基层人员对这一点认识尚显不足。物资储备是开展卫生应急工作的保障，县级力量远远不够，需要国家、省级部门制定相应政策，统筹管理方能解决。本次调查中，县、地（市）、省级对物资储备模块的需求率却呈现出依次递减的趋势，表明省级领导对物资储备工作尚缺乏重视，基层人员已较深刻地体会到了物资储备不利带来的工作困难。

鉴于以上各级别间的差异，今后培训可将理论知识培训的重点转向县级单位，减少省、地市级单位理论知识的重复培训；预警和风险沟通模块重点培训具有发布权的县级以上单位；响应和现场组织与指挥模块应倾向地（市）级单位；事件评价的培训集中在省级层面；根据职能重点和权限范围进行针对性培训。同时，还要强化意识，提高县级人员对风险管理的认识，提高省级部门对物资储备工作的重视程度，加强培训力度。

### （六）培训应以提高卫生应急能力为主要目标，同时兼顾不同层次的目标需求

培训方式的选择应以培训目标为依据。本次调查对象中人数占比最高的预期目标是提高卫生应急能力（96.2%），最低的是成为本省应急培训师资（26.1%）。这反映了被调查者的学习目的非常明确，也非常现实，提高实际工作能力、解决实际问题、提高工作绩效是培训双方最根本的目标；而要通过培训成为师资则难度较大，受训者必须充分地理解掌握所学内容，还要具备将知识技能教授予他人的能力。因此，培训应以能力提高为本位，注重知识、技能、态度等多方面问题。同时，不同单位级别人员的培训目标也存在一定差异，县级人员较其他两级人员更偏重于强化意识和学习理论知识，这是因为处于职业初期的人员

较注重基础学习，而希望通过培训成为师资的省级人员比例远高于其他两级，这既符合师资的选择规律，也符合人员职业发展的目标，因此，培训不同层级人员，应兼顾其目标的差异性。

### （七）教学方法上，应结合成年人特性、综合多种教学方法开展培训

教学方法上，案例分析（94.0%）、桌面推演（94.0%）、专题讲座（84.8%）的需求比例较高，小组讨论（76.7%）相对偏低。调查对象可能认为在缺乏有经验的师资、良好的组织和有序的流程的情况下，小组讨论往往各抒己见，经验态度分歧较多，效率较低；或者产出了讨论结果，授课教师却不能及时反馈给予点评，使讨论缺乏实际意义，且可能会对学员造成学习压力，所以调查对象从自身角度出发，不认可小组讨论的形式。但从教学方法角度来讲，小组讨论能促进学员分享经验，增进沟通，启发思维，提高培训效率。现代研究同样表明，综合运用案例分析、小组讨论、角色扮演、模拟推演等以学员为中心的教学方法能够有效改善培训效果，同时这一理念也体现在越来越多的培训中，因此，可考虑案例分析、桌面推演、专题讲座、小组讨论四种教学方法结合进行培训，但培训实施方需要注意对小组讨论进行科学的设计和实施，以保证良好的效果。卡方检验的结果提示，省、地（市）级人员选择案例分析和小组讨论的比例高于县级人员，说明经验较为丰富的省、市级人员更愿意在培训中通过以上两种参与式的培训形式分享经验、相互学习，因此可针对人员的级别调整各类培训方法的应用比例。

### （八）培训形式上，短期集中培训适合卫生应急管理工作的特点

大部分被调查者认为培训形式宜采用短期集中培训班（92.7%）、国内考察（78.7%）、学术会议（讲座）（71.3%）。半脱产培训和脱产培训在卫生应急领域不太符合实际；出国（境）考察在资金有限的情况下很难实现，而刊授（或函授）、远程（网络）教育的培训效果对于应用性较强的卫生应急管理来讲，效果不够理想。因此，调查对象认可的三种形式可以为培训实施提供有利的依据，以短期集中培训为主，在资源允许，并且具有适宜的考察基地时可以组织进行国内考察和学术会议（讲座）。

### （九）可进行师资组合，弥补单一师资理论或管理经验的不足

从师资的类型来看，更多的调查者倾向于卫生应急管理干部（83.1%）和国内专家（90.0%）作为培训师资，而选择高校教授和国外专家的比例较低。究其原因，可能是调查对象更信服于有实践经验的管理者，希望理论联系实际，从应急管理实际出发进行培训，对擅长理论知识的高校教授需求度较低，但应急处置不能光凭经验，还需要科学的理论支持。能力的提高是知识、技能等多方面的提

高，因此，应结合应急干部、专家，以及高校教授，进行师资组合，共同作为模块培训师资。另外，调查对象对国外专家需求不高，原因一可能是语言沟通问题，二是国内外应急体系建设不同，拥有的资源和各部门的协同关系不同等，调查对象认为国外专家的经验和理论未必适合国内的卫生应急管理，因此对国外专家需求不高。虽然选择国外专家的比例偏低，但呈现出级别越高选择国外专家的比例越高，反应出高级别应急管理人员希望了解国外应急管理情况的需求。今后的培训工作中可以酌情考虑选择适宜的国外专家培训省级人员。

### （十）采用模拟问题处理进行考核，以颁发证书作为结业认证

模拟问题处理的考核形式受到普遍欢迎，选择比例为86.5%，而论文、报告、试题三种方式比例较低。因为模拟问题处理体现的是解决问题的能力，能够检验学习者是否实现了“提高应急能力”的目标，符合培训目标的需要，所以需求度高。另外三种方式中，人员级别越高论文和报告的选择率越高，考试的选择率越低，可见单位级别较高的人员由于具备较丰富的经验，愿意在考核中选择开放性试题，通过一定的思考和总结反馈学习成果，单位级别较低人员仍然关注与培训内容直接相关的考题，扩展范围较窄，因此，培训考核可考虑以模拟问题处理为主，再根据不同层级培训辅以其他考核方式，综合评价培训效果。结业方式主要为两种形式：颁发证书和授予学分，77.0%的调查对象更喜欢以发放结业证书的方式结业。因此，在一个经过精心设计、安排、考核的培训中，最后给予学员认可，为每名学员颁发培训证书是一种更受欢迎的形式。

### （十一）模块化培训赋予学员更多的选择空间，使学员更加受益

研究表明：学员对自己的学习掌控程度越高，学员会更主动地使培训满足自己的需求，更深刻地理解学习任务，比如模拟教学，学员可以选择适合自己的学习软件；网络培训可以自由选择时间。在课堂培训中，如果赋予学员掌控节奏的权力或者能够对下一步将开展的指导行为提出建议，学员会更加受益。模块化培训具有灵活性，首先能够赋予学员挑选模块、安排时间的优先权。此外，在需求调查中，来自不同级别或单位类别的应急管理人员，在教学方法、师资类型和考核方式上，表现出不同程度的需求差异，可在培训单一类别人员时，设计更符合学员倾向性的方案内容，好比“量体裁衣”，相信会产生好的效果。

### （十二）对于培训项目的评价

**1. 关于本次培训的必要性** 根据背景评价结果，目前卫生应急管理人员的能力与IHR核心能力建设要求还存在一定的差距，且目前开展的卫生应急培训虽多，但大都零散、不系统，学员的知识不成体系，不能对卫生应急有一个理性的认识。

本次参加培训学员平均年龄约 35 岁，具有较丰富的工作经验，但从事卫生应急工作时间平均不足 3 年，不少学员从事卫生应急工作时间只有数月，说明学员在卫生应急工作方面经验缺乏；这些学员中仅有约一半人数之前参加过卫生应急方面的培训，且平均培训时间只有 2 周，仅有 1 人参加过国外培训，说明学员在参加卫生应急培训方面也存在不足；本次培训的学员约一半来自预防医学专业，具有较强的专业性，但在管理方面缺乏科学系统的认识，他们的卫生应急管理知识水平也亟待提高。

根据本次项目成果评价结果，培训前学员的卫生应急管理知识普遍很匮乏，卫生应急测试平均成绩仅为 20.71 分，最高分仅为 28 分，说明学员在卫生应急管理知识的科学性和系统性方面存在很大的不足；培训前学员能力自评处于一般水平（50.77），其中交流沟通能力和领导思考能力高于其他能力，这是学员通过长时间的工作经历锻炼出来的，但是运用多种学科的文化能力和工作实践技能较低，说明学员缺乏科学和系统的卫生应急管理理论来支持实际工作，同时也很难从多个视角考虑卫生应急问题。

因此，从以上三个方面来看，对于培训方，需要提高全国卫生应急管理人员的能力，从而提高全国的卫生应急水平；对于被培训方，普遍理论知识薄弱，工作信心不足，思维较为局限，缺乏必要的卫生应急培训。因此，本次培训对于培训方和被培训方都是非常有必要的。

**2. 关于培训评价**　目前国内应急培训在评价工作方面存在很大不足，很多培训都未进行培训评价。通过查阅的文献发现，对应急培训开展的评价多为培训前后测试检验学员的知识水平提高情况，以及简单的满意度调查，只有王重建等在其培训项目中对学员的知识、技能、态度进行了系统的评价，并设计了较为完善的满意度调查及访谈提纲。

我国卫生应急工作目前仍处于起步阶段，需要不断探索，寻求适宜的培训方案，而检验方案的好坏必须要通过培训评价才能实现，因此，系统的培训评价对于完善培训方案，改善应急培训工作，提高我国卫生应急水平起着至关重要的作用，这与 CIPP 评价模式的基本理念一致。CIPP 评价模式强调评价是一种方法和手段，目的是为了反馈培训的效果和修订培训方案，能为持续改进培训质量提供决策依据，对培训工作的良性循环起关键促进作用，而其中更重要的不是证明，而是改进，因此，本次培训采用了 CIPP 评价模式，并结合了 Kirkpatrick 评价模式的优点。

目前，国内培训评价多是注重定量方法，而忽略了定性方法，尽管定量评价得出的结果更为直观，但要改进培训方案，发现培训方案存在的亮点及问题，则需要通过定性的方法才能从深层次探究其原因，因此，本次培训项目评价设计了系统的定量和定性评价方法，结合定量和定性的评价结果对问题进行综合分析。

本次培训项目的评价贯穿培训项目的整个过程，包括培训前的背景评价、投入评价，培训中的过程评价，培训后的近期成果评价和远期成果评价。培训要取得好的效果需要同时具备好的培训方案并较好的实施。好的培训方案应当有明确的培训对象和目标，其应当与培训背景相对应，具有较大的现实意义，培训内容、时间、方式等应当满足培训对象的需求，培训投入的资源应当能使培训顺利完成，培训方案应具备良好的结构性，培训方案应能一定程度上解决目前培训存在的问题等，因此，本次培训评价设计了背景评价以及投入评价对以上方面进行评估，检验培训方案的科学性和实用性。评价培训过程的实施是否符合培训设计也有着十分重要的意义，培训过程实施不好会严重影响培训的效果，干扰评价工作者对培训方案价值的判断，因此，本次培训设计了完善的过程评价，其目的不仅在于评估培训过程的实施符合培训设计的程度，更对培训中出现的问题进行了及时的反馈，及时调整培训计划，保证培训的有效开展。卫生应急管理培训的目的是提高人员的卫生应急管理能力，能力的提高表现在知识、技能、态度、行为等方面的，因此，本次培训评价设计了系统的定量及定性方法对学员的知识、技能、态度、行为等方面的改变进行评价，并设计了远期成果评价，重点对学员行为及工作绩效的改变进行评价。培训远期成果评价是培训评价的重要组成部分，学员结合工作的实际情况再来评价培训结果更加客观，学员行为的改变及培训对工作的帮助需要学员经过一段时间的工作才能客观真实地表现出来，因此，只有结合远期成果评价才能使整个评价更加完整，说服力更强。评价专家认为远期效果评价的时间以培训结束后 3～6 个月为宜，少于 3 个月难以反映出培训的效果，而超过 6 个月则会有其他混杂因素的影响，因此本次选择了培训结束 3 个月后开展远期效果评价。目前国内省级卫生应急管理人员的工作主要是上传下达，缺乏自主性，没有量化的指标衡量工作绩效，因此，本次培训主要通过学员处置突发公共卫生事件的实例评价学员工作绩效的变化。

在培训评价过程中，不应当只关注大部分学员的意见，而忽略个别学员的看法。应当分析其原因，因此，本次培训针对个别学员评价不高的内容找学员进行了访谈，如尽管本次培训安排的各模块需求都很高，但也有少数学员对物资储备、监测、预案编制需求一般，通过与学员交谈了解到各机构虽然都有预案，但由于操作性和实用性不强而没有起到应有的作用，学员对预案的重要性也就有所忽略，这提示我们必须加强预案培训，教授如何编写实用的预案，提高学员对预案的重视程度；而物资储备和监测主要由疾控中心负责，本次培训的学员主要来自卫生行政部门，因此，对这些方面的需求稍低于其他模块，这提示我们在以后的培训中针对不同卫生机构的学员在这两部分培训内容方面可考虑有适当的区别。有一名学员认为在预案和风险管理方面没有提高，通过访谈了解到是由于该学员未学习这两个模块，而非培训自身的问题。这些信息的获取都是很有价值的，在以后的培训评价中也应当重视这部分工作。

**3. 培训的安排**

（1）培训模式：本次培训采用的模块式教学针对卫生应急管理知识体系和成人培训的特点而设计，将卫生应急管理的整个过程分成了若干阶段，具有单模块培训时间短、模块间相互独立、所有模块构成一个完整体系等特点，既保证了培训内容的全面性和系统性，又解决了学员不能长时间离岗的难题，同时让学员有了选择的空间，可以只参加自己感兴趣的模块培训，避免了知识的低水平重复。有学员表示，第一阶段培训是领导强制要求，第二阶段培训则是自己主动提出的，说明学员通过培训确实能学到想要的东西。

（2）培训模块：对于本次培训设计的各个模块，从培训前学员需求可以看出，各个模块需求率（需求程度一般及以上）均为100%，应急响应与学员的工作联系最紧密，是突发事件发生后必须要经历的过程；风险管理和应急预警也是与学员平时工作联系紧密且学员了解较少、希望深入了解的环节，因此在这三个模块方面，所有学员均认为需求较高或很高；而物资储备和监测主要是疾控中心负责，各机构虽然都有预案，但有些由于操作性和实用性不强，没有起到应有的作用，学员对预案的重要性也就有所忽略，因此在这三个模块方面，少数学员认为需求一般。对于各个模块的内容，由于国内关于卫生应急管理的书籍较少，没有现成的可以用于本次模块培训的教材，因此，各位师资及师资助手搜集了与模块内容相关的书籍和文献，并结合自己在该模块方面丰富的经验，系统整理成了本次培训的讲义，具有较好的系统性和实用性，如果能介绍国外的卫生应急状况，并与国内进行比较，效果将会更好。根据远期评价的模块实用性评价结果可以看出，尽管预案、风险管理模块的满意度评分不高，但实用性评价却很高，根据学员运用知识的典型事例也能看出这两个模块有较高的实用性，能够帮助学员改变行为，而这正是本次培训更加重要的目的。这说明仅凭满意度不能评价模块的优劣，评价不能只看一个方面的结果，应当综合分析，真正发掘培训中存在的亮点及问题。

（3）授课方式及内容：本次培训采用理论授课、小组讨论、小组汇报与专家点评、桌面推演的授课方式。学员平时主要是实践性的工作，缺乏理论的学习，首先接受理论授课，是从实践到理论的过程，然后进行小组讨论，是理论到实践的过程，接着进行小组汇报与专家点评，又是实践到理论的过程，最后进行桌面推演，又从理论回到了实践。因此，本培训采用的授课方式不仅是实践—理论—实践—理论的循环过程，更是逐步深入、螺旋式上升的过程，学员通过各个环节的学习不断得到提高。与以往被动的灌输式培训不同，本次培训授课的四个环节中有三个环节都是学员主动参与学习，大大提高了学员的积极性和热情。每个学员心中都有自己对问题的看法，并希望表达出来。通过小组讨论和桌面推演，学员进行了充分的讨论交流，每个人都作为决策者参与思考如何应对危机，每个人看待问题的角度都不同，互相之间都受到了很大的启发，之后的点评则是专家对学员经过讨论达成的共识的评价，学员通过了提出问题—讨论问题—汇报问题—解决问题这样一个完整的过程。但是，同种类型的练习不宜过多进行，通过管理人员过程记录发现，现场指挥模块进行了一天半时间的桌面推演，刚开始学员兴趣很高，之后兴趣逐渐下降；很多模块中都用到了关于地震的案例，引起了学员的视觉疲劳；风险沟通模块桌面推演反复提出相同且繁复的问题，甚至引起了学员的厌烦心理。因此，在以后的培训中应当注意采用与学员工作联系紧密或有新意的案例，设置更多的假设，尽可能避免重复案例和问题的出现。

(4) 培训时间：本次培训在时间安排上不太合理。根据脑力工作能力的变化规律，学习周中脑力工作能力的最常见变化是：开始因始动调节需要，星期一工作能力一般，星期二才逐渐升高；星期三、四达到并维持于高峰；星期五工作能力下降或出现终末激发；周末经休息后工作能力逐渐恢复。如果每次培训时间过长，将会影响学员的积极性，降低效率，因此，每次培训时间不应超过 1 周。但本次培训由于各种客观因素，只能安排 2 周培训时间。脑力工作能力变化规律显示，学习周中若全周都无工作能力的明显高峰或该高峰过早下降，多为不良的神经生理活动表现，提示学习负担过重，课程安排不合理，或学习的动力、兴趣不高，应及时查找原因，尽快采取改善措施。通过管理人员过程记录发现，第二阶段培训第一天学员学习态度较一般，但随着培训的进行，学员积极性逐渐提高。培训第五天组织学员进行拓展训练，学员得到了一天的放松时间，之后两天仍然保持较高的积极性。当培训到第八天时，学员和项目组人员都出现了疲惫的状况，学习积极性也有所下降。考虑到之后还有两个模块的培训，项目组及时安排了休假和参观活动，加上终末激发效应，最后两个模块学员还是表现出了较高的热情。由各模块教师课堂评分及管理者过程记录均可以看出，学员培训期间表现良好，态度认真，讨论积极，教师对学员认可度很高。本次培训的顺利完成与项目组的努力和学员的高度热情都是分不开的，在以后的培训中要尽量将培训时间缩短在 1 周之内。各个模块的时间安排也存在一些问题。通过管理人员过程记录发现，风险沟通模块理论授课时间偏长，学员听课注意力集中程度不高；部分模块讨论时间过长，学员讨论容易跑题，同时也使得整个培训过程有些拖沓，不够紧凑，学员不能保持持续的兴奋状态，容易懈怠，影响培训效果。因此应当更加灵活地安排各模块时间，不一定每个环节都进行半天。由学员满意度评价可以看出，培训时间为一天的三个模块（监测、响应、预警）的安排、小组讨论和汇报点评满意度得分都较高。管理人员观察发现，这三个模块只有两个学时的讨论时间，但学员在压力较大的情况下反而能更快地完成幻灯汇报，整个过程也更加紧凑。卫生应急是在紧急情况下快速进行决策的过程，时间紧凑的培训也更符合学员处理突发事件时的真实状态，但对于内容较多的模块，还是应当安排半天的时间进行充分讨论。

(5) 培训师资：本次培训的师资有来自卫生行政部门的官员，也有来自大学及军科院的教授，通过管理人员观察发现，行政部门官员更擅长讲授与工作紧密相关的知识，大学教师更擅长讲授专业理论知识，各有所长。由满意度评分可以看出，学员对这些师资的满意度都较高，但由于要按照模块教学的方式及设计好的授课目标和内容进行讲授，一定程度上限制了某些师资的发挥，同时，由满意度评分和管理人员记录可以看出，注重与学员互动的师资满意度评分最高（监测、评价、预警、响应），监测、预警、响应三个模块在理论授课阶段积极与学员互动，结果理论授课满意度评分最高，而其他模块在理论授课阶段缺少互动。来自军科院的专家讲授军队的预案和现场指挥，专家理论水平高实践经验丰富，军队的应急工作经验对卫生行政部门也有很好的借鉴价值，但毕竟与地方卫生应急不同，且互动不足，因此师资满意度评分在所有模块中处于中间位置。其他模块师资由于感染力欠缺、互动不足，满意度评分相对较低。另外，管理人员观察发现，小组讨论中每组都有教师参与讨论的模块，讨论过程紧凑，不容易跑题，讨论效率高，满意度评分也很高。

（6）培训场地设施及组织管理：本次培训场地选择了类似教室的场所，采用了平行成行排列的教室，即“秧田式”教室布置方式，此排列方式最大的优点是不受学员数量的限制，可以用于学员数量较多的培训班，但不利于师资和后排学员以及学员与学员之间的交流，因此，可考虑采用分组圆桌排列的方式，即小岛式排列方式，增加师生彼此之间的交流。整个培训过程中学员都要签到，因此学员缺课现象较少，但由于上课开始时间比学员平时工作时间早，一定程度影响了培训的效率，可考虑适当调整培训时间。由学员满意度评价可以看出，学员对各模块的场地设施及组织管理满意度评分差别无统计学意义。满意度都较高，管理人员尽职尽责，努力解决学员的各种问题，受到了学员的好评；组织拓展训练让学员增进了相互之间的感情，培养了团队合作意识；参观军科院让学员在学习的同时缓解了疲劳。

**4. 培训效果**

（1）近期效果：从学员培训后测试成绩可以看出，学员通过培训在理论知识水平上有较大提高（20.71 *vs.* 37.61）。由于很难在短时间内掌握所有的知识要点，因此，尽管培训后学员成绩仍未达到优秀水平，但与培训前相比已经有了很大程度的提高，而且本次培训更重要的目的是改变学员态度、开拓学员思维、改善学员行为。从各模块来看，学员对每个模块的满意度评分都较高，除了预案模块和风险管理模块（1人认为没有提高，通过访谈得知是由于该学员未参加第一阶段培训，且未自学所发讲义）外，所有学员在其他模块方面都有不同程度的提升。由于学员在风险管理方面基础较为薄弱，期望较高，因此，虽然风险管理满意度评分在所有模块中偏低，但87.1%（$n=31$）的学员认为在该模块方面收获较大或很大；而由于学员对监测已经较为熟悉，且监测工作主要是疾控中心负责，因此，尽管监测模块满意度评分在所有模块中最高，却只有71%（$n=31$）

的学员认为在该模块方面收获较大，没有学员认为收获很大，这也说明风险管理模块安排两天时间、监测模块安排一天时间是较合理的。能力自评方面，学员认为培训后能力提高幅度最大的仍为交流沟通能力（8.1），这是因为本次培训有大量的讨论时间，学员的交流沟通能力得到了进一步的提高；尽管没有管理学、社会学方面的培训，但本次培训仍拓展了学员的思维，学员学会了从多角度看待问题，这也是很多学员在本次培训中最大的收获；通过自评得分也可以看出在学员文化技能一项上提高幅度最大（2.08），同时在其他能力方面也都有不同程度的提高。由于本次培训与经费预算相关的内容不多，因此学员该项能力自评得分稍低于其他能力（7.29）。从总分来看，通过培训，学员的卫生应急能力有了显著提高（50.77 *vs.* 61.58），说明本次培训提高了学员处置突发公共卫生事件的信心。在与学员的交谈和座谈中了解到，学员对待卫生应急的态度更加认真，不少学员都认为应当把卫生应急当作事业来做，还有不少学员回到工作岗位后会重新审视以前的工作，发现存在的问题。由培训前后学员对待卫生应急工作的态度评价改变可以看出，通过培训，学员对待卫生应急工作的态度有显著改变（78.68 *vs.* 89.59），学员对卫生应急重要环节的重视程度也得到了提高，说明学员通过系统的学习已经对卫生应急管理有了更为清晰全面的认识。

（2）远期效果：由远期效果评价结果可以看出，本次培训显著提高了学员的综合能力，95.2%的学员都认为培训对拓展自身的思维有帮助，说明本次培训多种授课方式结合帮助学员拓展了思维，开阔了视野；大部分的学员都在知识、技能、行为能力方面有提高，说明学员通过培训学到了知识，再用知识指导实际工作，从而改变了工作行为；85.7%的学员都能将知识运用到实际工作中，做到了学以致用，部分学员运用培训所学知识进行的一些研究，如预案建设及认知情况调查、大型集会的风险管理等都与卫生应急管理工作的相关性很强，对卫生应急工作的改进有着重要的指导作用；同时，81%的学员都将培训资料与同事共享，很多学员都开展了本省内部的卫生应急管理培训及演练，说明本次培训产生的效益不仅仅是学员能力的提高，还间接影响到了学员的同事及其他相关的卫生应急管理者。交流沟通平台的建立为学员在培训后进行信息互通、交流工作经验等方面提供了支持，有利于各省卫生应急工作的开展及培训的可持续发展。

## 六、建议

培训评价是一种方法和手段，目的是为了反馈培训的效果和修订培训方案，其中更重要的不是证明，而是改进，因此本次培训评价注重培训过程的监控和学员访谈信息的收集反馈。通过本次培训方案制订及评价结果，可以考虑从以下方面完善培训方案：①增加卫生应急培训模块，教授如何开展卫生应急培训工作。②每次培训时间控制在1周以内，缩短风险沟通模块的理论授课时间，物资储备模块的桌面推演过程应更加紧凑。③预案、风险管理、物资储备、现场指挥、风险沟通模块的理论授课应加强师生互动，物资储备、预警模块可考虑结合国外情况进行讲授，善后处置评价模块须提高内容的实用性，可借鉴国外人道主义援助事件评价，每个模块的小组讨论均应保证每个组都有教师或助手参与并指导，讨论的最好是学员实际工作中的问题。各个模块设计的案例不应过多重复，最好是实际发生的事件，风险沟通模块宜适当减少讨论及推演中设置的问题，各个模块的专家点评均应加强，要指出学员汇报中的问题，并给出参考意见。最后可进行九个模块的总体推演。④合理安排师资，让理论能力强的师资讲理论，实践能力强的师资负责讨论和推演。⑤加强监督管理，保证培训质量，控制培训时间，保证一次培训不超过 1 周，培训期间可组织学员开展一些文体活动，提高学员士气。⑥为培训后学员互相联系提供平台，形成一支稳定的省级卫生应急管理团队，推动卫生应急事业的发展。⑦继续开展该培训，巩固学员的知识，不断提高学员的卫生应急管理能力。⑧可对应急办主任也开展相关培训，提高领导对培训工作的重视程度，有助于形成良好的工作氛围。

根据本次评价结果，针对其他的卫生应急管理人员培训，有如下建议。

第一，管理人员培训过程应当是理论与实践的结合、培训与研讨的结合，即培训既要有理论灌输，也有要具体案例分析，既要有教师讲授，也要有学员讨论。

第二，培训设计应首要关注培训内容的系统性和实用性。

第三，教师适当与学员互动、参与学员讨论，改善培训效果。

第四，培训时间安排以紧凑为宜，整体时间不宜过长。

第五，培训方应向教师和学员强调培训要求，同时指定人员监控培训过程，保证培训按计划进行。

第六，培训评价应结合定性和定量方法综合分析结果，着重考察学员在思维、态度、行为方面的变化。

# 附　　录

## 附录A　模块需求调查

**一、单位信息**

1. 工作单位所属级别

A. 省级（直辖市）　B. 市级（区级）　C. 县级

2. 工作单位

A. 卫生行政部门　B. 医疗机构　C. 疾病预防控制机构

D. 卫生监督机构　E. 救援中心（急救中心）　F. 其他（请填写）

**二、模块需求情况**

1. 基础理论知识模块

A. 很需要　B. 需要较大　C. 一般　D. 需要较小　E. 不需要

2. 风险管理

A. 很需要　B. 需要较大　C. 一般　D. 需要较小　E. 不需要

3. 监测

A. 很需要　B. 需要较大　C. 一般　D. 需要较小　E. 不需要

4. 人力资源建设

A. 很需要　B. 需要较大　C. 一般　D. 需要较小　E. 不需要

5. 预案

A. 很需要　B. 需要较大　C. 一般　D. 需要较小　E. 不需要

6. 预警

A. 很需要　B. 需要较大　C. 一般　D. 需要较小　E. 不需要

7. 物资储备

A. 很需要　B. 需要较大　C. 一般　D. 需要较小　E. 不需要

8. 响应

A. 很需要　B. 需要较大　C. 一般　D. 需要较小　E. 不需要

9. 现场指挥

A. 很需要　B. 需要较大　C. 一般　D. 需要较小　E. 不需要

10. 风险沟通

A. 很需要　B. 需要较大　C. 一般　D. 需要较小　E. 不需要

11. 实验室管理

A. 很需要　B. 需要较大　C. 一般　D. 需要较小　E. 不需要

12. 事件评价

A. 很需要　B. 需要较大　C. 一般　D. 需要较小　E. 不需要

13. 其他

A. 很需要　B. 需要较大　C. 一般　D. 需要较小　E. 不需要

**三、对卫生应急管理人员的培训工作，您还有哪些合理化建议？**

# 附录B　小组讨论说明

**一、讨论的目的**

模块化培训强调学员的参与，其本身也是一个研讨会，没有标准答案，学员和老师共同研讨，无对错之分，目的是在讨论中理解理论知识、掌握相关技术方法。

**二、讨论的内容**

讨论学员带来的或老师准备的案例。按照提纲进行讨论，但不限于提纲，只要有利于提高卫生应急管理水平、改善卫生应急政策措施的内容，均可作为讨论的范围。

小组讨论提纲包含的基本内容：

（一）针对具体案例的讨论

1. 根据授课内容，讨论本案例中是否存在重大的漏项或缺陷，主要从结构和内容方面进行检查。

2. 工作中是否遇到类似的案例，处理效果如何？

3. 本模块的内容在实际工作中是否能够发挥作用？能够发挥多大的作用？

4. 对存在的问题你认为如何解决？如何修订？请制订出相应的工作计划。

（二）对国家相应体系建设的意见和建议

1. 我国突发公共卫生事件应急工作在本模块环节中存在着什么样的问题，本小组有何政策建议。

2. 通过本小组的讨论，提出切合实际的、建设性的意见和建议，形成文字总结。

**三、讨论的组织**

讨论前每名学员进行简要自我介绍，选出组长和副组长，组长作为小组讨论的主持人，副组长作为记录人，两人须对整个讨论过程负责，努力使每个小组成员充分表达想法，共享经验和教训；允许有思考的过程，允许争论，希望在小组成员的思想碰撞中激发灵感，使困扰自己的、在实际卫生应急管理过程中的疑惑或问题得到解决。讨论时应摆放小组成员的桌签，便于相互认识和老师的观察记录。

**四、讨论的要求**

（一）培训班是表达个人观点的自由空间，不是工作会议，开放思想是基本要求。

（二）教师和专家也可参与讨论，但所有小组成员在本次培训中的地位是平等的，不受任何行政级别的限制和影响，自由发言，结束后由老师对小组成员的个人表现进行打分。

（三）根据理论授课的要求，按照案例的讨论提纲提出相应的修改意见；总结优点和不足，准备 PPT 以备第二天汇报。

**五、小组汇报的内容**

（一）简要介绍本小组讨论预案的基本情况。

（二）通过讨论对深入理解模块。

（三）按照授课内容对案例材料进行基本评价，总结其优点和不足。

（四）根据小组讨论的结果，提出针对本案例的改进意见和建议。

# 附录C 培训质量控制表

**培训质量控制表1（理论授课）**

| 指标 | 结果 |
| --- | --- |
| 教师是否准备了幻灯片及讲义 | |
| 讲授内容是否涵盖了培训计划要求的知识点 | |
| 教师授课表现如何（态度、水平） | |
| 学员课堂表现如何（态度、纪律） | |
| 出勤情况如何（迟到、缺课） | |
| 该环节是否按时完成 | |

培训质量控制表 2（小组讨论）

| 指标 | 结果记录 |
|---|---|
| 学员是否携带了讨论案例或教师是否准备了讨论案例 | |
| 教师是否准备了讨论提纲及要求 | |
| 教师是否参与小组讨论 | |
| 学员讨论情况如何（积极性、组织性、效率如何、是否跑题） | |
| 讨论环境是否合适（是否过大或过小、组间是否有影响） | |
| 出勤情况如何（迟到、缺课） | |
| 该环节是否按时完成 | |

培训质量控制表 3（小组汇报与专家点评）

| 指标 | 结果 |
|---|---|
| 学员是否准备了汇报材料 | |
| 汇报及点评流程是否符合培训计划 | |
| 教师点评情况如何（是否针对汇报结果点评、是否细致、是否提供参考答案或意见） | |
| 出勤情况如何（迟到、缺课） | |
| **该环节是否按时完成** | |

培训质量控制表 4（桌面推演）

| 指标 | 结果记录 |
|---|---|
| 教师是否准备了推演脚本 | |
| 推演流程是否符合培训计划 | |
| 学员讨论情况如何（积极性、组织性、效率如何、是否跑题） | |
| 教师点评如何（是否指出学员问题，并帮助解决） | |
| 讨论环境是否合适（组间是否有影响） | |
| 出勤情况如何（迟到、缺课） | |
| 该环节是否按时完成 | |

# 附录D　个人表现评分标准表

**学员姓名：培训模块组别（满分30分）**

| 评分内容 | 具体评分标准 | 得分 |
|---|---|---|
| 沟通协调能力 | 语言表达简洁流畅，善用语音、语调、目光和手势；善于消除紧张气氛，调解争议问题。（满分6分） | |
| 分析能力 | 分析问题全面透彻、观点清晰、角度新颖，概括总结不同意见的能力强。（满分6分） | |
| 人际合作 | 能够尊重别人，善于倾听他人的意见，善于把众人的意见引向一致。（满分6分） | |
| 计划性 | 解决问题的思路清晰周密，逻辑性和时间观念强，准确把握解决问题的要点。（满分6分） | |
| 积极性 | 能够积极发言，敢于发表不同意见，善于提出新的见解，强调自己的观点时有说服力。（满分6分） | |
| 合计 | | |

# 附录E　小组汇报评分表

培训模块组别（满分70分）

| 评分内容 | 满分 | 具体评分标准 | 得分 |
| --- | --- | --- | --- |
| 写作能力 | 14 | 文字表达通顺、条理分明、主题突出；汇报的问题全面具体、依据充分 | |
| 理论基础 | 14 | 汇报内容反映该小组很好地掌握了坚实的基础理论和系统的专业知识 | |
| 分析能力 | 14 | 分析问题全面透彻、观点清晰，分析论证合乎逻辑 | |
| 应用前景 | 14 | 新见解和发现有充分理论依据；提出的意见有价值、切合实际 | |
| 表达能力 | 7 | 表达通顺，条理分明，能在规定时间简明扼要的阐述主要内容 | |
| 答辩能力 | 7 | 能运用所学习的知识流利回答问题，小组学员积极参与回答 | |
| 合计 | 70 | | |

# 附录F　培训效果评价参考试题

## 一、单选题

1. “通过增加承担风险的单位数量或规模来增强抵御风险的能力”，在风险控制中被称为（　　）

   A. 风险分离　　B. 风险分散　　C. 风险回避

   D. 风险转移　　E. 风险自留

2. 危机沟通中的三“T”原则是（　　）

   A. 以我为主提供情况、提供全部情况、尽快提供情况

   B. 根据环境提供情况、根据需要提供情况、根据对象提供情况

   C. 主动提供情况、提供全部情况、尽快提供情况

   D. 向政府提供情况、向媒体提供情况、向公众提供情况

   E. 以上都不是

3. 根据群体性不明原因疾病的特点及其发生后可能造成的社会、健康危害，一般将其分为（　　）

   A. 二级　B. 三级　C. 四级　D. 五级　E. 不分级

4. “一些尚未弄清全部情况、较为复杂的突发事件，或者是发布时机选择的需要，可先发简短消息，再做后续报道”。主要遵循的是风险沟通的(　　)

   A. 真诚坦率原则　　B. 维护信誉原则　　C. 真实准确原则

   D. 迅速反应原则　　E. 以人为本原则

5. 卫生应急处置后评估的内容一般不包括（　　）

   A. 应急准备和保障评估　B. 应急处置措施评估

   C. 危害及处置效果评估　D. 应急管理评估

   E. 危害的远期效果评价

6. 下列哪一条不属于应急处置后评估工作应坚持的原则（　　）

   A. 分级　B. 分类　C. 及时　D. 全面　E. 第三方

7. 处理突发公共卫生事件的关键性工作是，首先应当（　　）

   A. 合理地协调物资流动

   B. 及时地收集和汇总全面信息

   C. 准确地确定突发事件的性质

   D. 及时地控制和把握舆论导向

   E. 迅速地发出事件预警

8. 社会组织或公共管理机构对危机事件的突然发生到有效控制事态的发展，

最终化危害为机遇的过程及其活动是指突发公共卫生事件的（　　）

A. 监测　B. 预警　C. 评估　D. 处理　E. 响应

9. 以下哪项不是卫生应急指挥的原则（　　）

A. 统一指挥　B. 及时高效

C. “分级负责，中央管理”为主

D. 部门协调　E. 科学规范

10. 在突发公共卫生事件的处理方面，下列哪项不属于卫生行政部门的职责（　　）

A. 组织突发事件的调查

B. 组织突发事件的控制

C. 组织突发事件的医疗救治

D. 领导指挥突发事件应急处理工作

E. 各医疗机构间的协调工作

11. 化学恐怖事件的现场医疗卫生救援任务不包括（　　）

A. 书写事件报告　B. 现场中毒者的医疗救治

C. 参与现场毒物监测　D. 参与现场调查

E. 参与健康效应评价

12. 下列哪项内容不属于评价公共卫生监测系统属性的指标（　　）

A. 简单性　B. 可接受性　C. 敏感性　D. 及时性　E. 经济性

13. 关于突发公共卫生事件初次信息报告的要求不包括（　　）

A. 每起事件的初次报告有且只有一个

B. 初次报告的发病数和死亡数由填报人直接录入

C. 只收集初次报告必须要报的内容，其他可暂不报

D. 具体内容强调及时

E. 具体内容要求准确、全面

14. 突发公共卫生事件现场应急处理的一般程序中不包括（　　）

A. 及时报告　B. 现场急救　C. 现场保护和控制

D. 现场抽查　E. 现场采样

15. 重大环境污染事件现场对化学物品中毒的预防和控制措施，错误的是（　　）

A. 及时发现有毒物泄漏现象　B. 尽快往高处撤离

C. 实行警戒管理　D. 进行洗消处理

E. 佩戴防毒面具、皮肤防护器材

16. 发生自然灾害时，伤员分类采用国际上普遍接受的颜色编码系统。优先治疗转运的伤员采用（　　）

A. 黑色　B. 棕色　C. 黄色　D. 红色　E. 绿色

17. 在发生意外伤害事故时，首先（　　）

A. 应立即进行事故报告　　B. 应依法采取临时性的控制措施

C. 应立即启动应急预案　　D. 应立即组织现场急救

E. 应立即对事故进行调查认定

18. 不属于不明原因疾病的预防与控制原则的是（　　）

A. 遵循预防为主的原则　　B. 高度重视流行病学调查研究

C. 加强疾病防治工作管理　　D. 强化卫生立法与卫生监督

E. 加强合作的原则

19.《国家突发公共事件总体应急预案》规定，特别重大或者重大突发公共事件发生后，各地区、各部门报告的时间最长不得超过（　　）

A. 2 小时　B. 3 小时　C. 4 小时　D. 6 小时　E. 8 小时

20. 常规法定传染病报告属于（　　）监测。

A. 主动　B. 被动　C. 哨点　D. 突发公共卫生　E. 非传染病

21. 某单位有职工 300 人，在某年 8 月 25 日至 8 月 30 日发生菌痢 70 人，发病高峰在 8 月 27 日-29 日，9 月 2 日后尚有 2 例患者发生，根据上述病例分布情况，其可能的推论是（　　）

A. 菌痢季节性发病增加　　B. 经水或食物引起的菌痢大流行

C. 持续暴露于污染的水源而致的菌痢流行

D. 由连续传播而引起的菌痢流行

E. 是一次暴露于污染的水源或食物引起的菌痢暴发

22. 某小学集中进行预防接种，第二天某班一同学因发热没来上课，家长怀疑与昨天的预防接种有关，于是要求班主任到各班级统计发热或感觉不舒服同学的人数，到当天下午为止，已有超过 1/5 的同学出现不同程度的“预防接种反应”，并有进一步扩大的趋势。您接到事件报告后，应该如何处理（　　）

A. 组织人员，查找病因

B. 直接告诉“患者”这是预防接种的正常反应

C. 给每个“患者”注射 15 ml 生理盐水后，告诉家长可以回家了

D. 核实病例和疑似病例　　E. 上报上级单位，请求协助解决

23. 突发公共卫生事件应急处理机制不包括（　　）

A. 统一领导的指挥系统　　B. 反应灵敏的信息系统

C. 刚性保障的法规系统　　D. 科学先进的评估系统

E. 快速反应的救控系统

24.“应急预案的编制是对实际处置工作的设计和规范，必须在充分把握客观实际特点和规律的基础上进行”，是指预案编制应遵循的（　　）

A. 科学性原则　　B. 系统性原则

C. 动态性原则　　D. 可操作性原则

E. 可预见性原则

25. 风险管理过程包括（　　）

A. 风险识别、风险评估、风险处置

B. 风险识别、风险分析、风险应对

C. 风险判断、风险量化、风险应对

D. 风险排查、风险分析、风险处置

E. 风险源确定、风险判断、风险分析

26. “制订某突发事件的应对方案，将风险可能造成的损失降低到最低限”，是指（　　）

A. 风险回避　　B. 风险消减

C. 风险转移　　D. 风险分离

E. 风险分散

27. 北京市朝阳区在奥运会期间，将承担风险管理责任的单位由 1 个增加到 4 个，其采用的风险控制措施是（　　）

A. 风险回避　　B. 风险消减

C. 风险转移　　D. 风险分离

E. 风险分散

28. 平时消耗量少、事件发生时需要量又大的物资，应主要采用何种储备方式（　　）

A. 物资储备　　B. 生产能力储备

C. 资金储备　　D．企业代储

E. 合同式储备

29. 卫生应急储备计划编制首先要（　　）

A. 需求评估　　B. 明确人员职责

C. 确定危害因素

D. 对当地的能力和可用资源造册登记

E. 确定物资储备的方式及优先次序

30. 下列卫生应急存储管理注意事项中，错误的是（　　）

A. 大型、重要应急装备应建立完整的技术档案

B. 由卫生行政部门负责保管并组织专家验收

C. 及时组织对应急装备使用人员的使用与维护培训

D. 定期维护、保养与检修

E. 按照规定对储备物资进行轮换

31. 应急救援现场工作原则错误的是（　　）

A. 分别指挥　　B. 及时有序

C. 规范抢救　　D. 做好防护
E. 安全转送

32. 现场验伤后濒死或死亡者标识成（　　），可暂不做处置。
A. 红色　B. 黄色　C. 黑色　D. 绿色　E. 橙色

33. 环境污染所致疾病的预防措施中不包括（　　）
A. 完善法制建设，健全规章制度
B. 注重健康环境建设
C. 加强环境医学监测
D. 减少违章操作行为，加强化学毒物的保管，避免环境污染发生
E. 对生产化学物品企业的员工和厂区周围居民发放个人防护用品

34. 突发公共卫生事件发生初期，根据收集、整理的相关信息资料，分析和评估事件发展趋势与危害程度，为应采取的反应做出警示和提示是指突发公共卫生事件的（　　）
A. 监测　B. 预测　C. 预报　D. 预警　E. 响应

35. 突发公共卫生事件预警最重要的特点是（　　）
A. 及时性和可持续性　　B. 及时性和准确性
C. 及时性和可操作性　　D. 准确性和高效性
E. 准确性和可持续性

36. 不属于突发公共卫生事件预警工作程序的是（　　）
A. 选定目标　　B. 制订计划
C. 选取指标　　D. 现场采样
E. 分析评估

37. 下列不明原因疾病的预防与控制原则中，遵循哪一个原则能查明原因，为预防和应对提供科学依据，是关键的预防、控制策略（　　）
A. 预防为主　　B. 高度重视流行病学调查研究
C. 加强疾病监测工作管理
D. 强化卫生立法与卫生监督　　E. 加强合作

38. 下列突发公共卫生事件监测点的选择原则中错误的是（　　）
A. 样本的人口比例必须与全国类似
B. 采取分层整群随机抽样
C. 城市按大、中、小三类进行选择
D. 农村按经济状况分三类选择
E. 保证地理分布的均衡性

39.《卫生部法定传染病疫情和突发公共卫生事件信息发布方案》中规定："定期发布本行政区域的传染病疫情信息"是下列哪个部门的职责（　　）

A. 省级人民政府　　B. 地市级及以上卫生行政部门
C. 省级卫生行政部门　　D. 县级及以上卫生行政部门
E. 县级以上人民政府

40. 发现多例以上病因不明、而临床表现相似病例，向所在地县级人民政府卫生行政主管部门报告的时限为（　　）
A. 0.5 小时以内　　B. 1 小时以内
C. 1.5 小时以内　　D. 2 小时以内
E. 3 小时以内

41. 风险沟通中的“风险判断”的主要内容包括（　　）
A. 了解沟通对象的需求，信息准备，发布信息，评估效果
B. 明确信息来源，了解事件的基本情况，制订应对策略，掌握事件动态
C. 明确信息来源，判定事件的真实性，了解事件的基本情况，掌握事件动态
D. 明确信息来源，确定事件性质，评估事件影响，制订风险沟通计划
E. 了解事件的基本情况，确定沟通内容，确定沟通方式，评估沟通效果

42. 顺应新闻规律，运用传播技巧，通过调动媒体的兴奋点，使媒体自觉地围绕公共政策部门所发布的议题进行报道和追踪，使议程设置塑造的舆论形成公众的强烈认同，这是指媒体沟通中的（　　）
A. 以我为主提供情况原则　　B. 提供全部情况原则
C. 尽快提供情况原则　　D. 承担责任原则
E. 权威证实原则

43. 2009 年 5 月 11 日，我国内地出现首例确诊甲型 H1N1 流感病例，卫计委（原卫生部）立即召开新闻发布会向社会通报首例病例的诊断治疗、流行病学调查和实验室检测情况，并就我国政府采取的一系列应对措施做出说明。这种新闻发布是（　　）
A. 发布事实　　B. 发布立场
C. A 和 B 兼而有之　　D. 表明态度
E. 说明疫情

44. 疾病的三间分布是指（　　）
A. 年龄、性别、季节分布　　B. 年龄、季节、职业分布
C. 年龄、季节、地区分布　　D. 地区、季节、职业分布
E. 时间、地区、人群分布

## 二、多选题

1. 突发公共卫生事件包括（　　）
A. 重大食物中毒　　B. 重大职业中毒
C. 重大传染病疫情　　D. 重大非传染性疾病

E. 群体性不明原因疾病

2. 我国卫生应急体系（　　）

A. 是国家应急体系的一个重要分支

B. 是国家社会保障体系的组织部分

C. 是卫生系统的重要组成部分

D. 是预防医学的重要分支

E. 是医疗提供体系的重要组成部分

3. 应急预案至少应具体规定下列内容（　　）

A. 突发事件应急管理工作的组织指挥体系与职责

B. 突发事件的预防与预警机制

C. 突发事件的应对策略

D. 突发事件的处置程序和应急保障措施

E. 突发事件的事后恢复与重建措施

4. 按照风险的定义，风险的大小取决于（　　）

A. 事件的发生概率　　B. 事件产生的后果

C. 事件产生的原因　　D. 事件波及的范围

E. 针对风险源措施的有效程度

5. 突发公共卫生事件的应急响应机制的运行主要包括（　　）

A. 响应过程　　B. 响应分级

C. 响应决策　　D. 响应程序

E. 相应措施

6. 卫生应急储备的特点有（　　）

A. 紧急性　　B. 不确定性

C. 经济性　　D. 集中性

E. 多样性

7. 预警信息应当包括（　　）

A. 事件的类别　　B. 可能波及范围

C. 可能危害程度　　D. 可能延续时间

E. 应采取的相应措施

8. 在突发事件应对的不同时期，应急指挥有其不同的工作要旨，在暴发期关键要做到（　　）

A. 快速反应，迅速启动应急措施

B. 准确收集．传递、分析、评估信息

C. 快速到位，领导靠前指挥，稳定群众情绪

D. 动员全社会力量共同参与

E. 快速处置，抓住主要矛盾，控制事态发展

9. 对于一种风险的描述，至少应包括（　　）

A. 风险的强度和频率　　B. 风险的时间和范围

C. 风险的来源与影响因素　　D. 风险的可能发展趋势

E. 风险的可控制程度

10. 突发公共卫生事件的分级依据是（　　）

A. 突发公共卫生事件的性质

B. 突发公共卫生事件的发生频率

C. 突发公共卫生事件的涉及范围

D. 突发公共卫生事件的危害程度

E. 突发公共卫生事件中是否有人员死亡

11. 应急管理预警阶段的三项主要工作内容是（　　）

A. 确定风险来源　　B. 确定风险性质

C. 对紧急事件进行分析　　D. 确定风险的范围

E. 确定紧急事件的防控策略

12. 卫生应急储备可以分为（　　）

A. 物资储备　　B. 生产能力储备

C. 人才储备　　D. 技术储备

E. 资金储备

13. 卫生应急储备的原则（　　）

A. 服从安全需要，兼顾经济利益　B. 足量够用，符合国情

C. 种类齐全，突出重点　　D. 梯次配置，重点部署

E. 实物储备为主，资金储备为辅

14. 突发公共卫生事件的应急响应过程包括（　　）

A. 应急准备　B. 响应分级　C. 先期处置　D. 应急响应

E. 应急终止

15. 下列哪三项是应急响应机制建设应遵循的基本原则（　　）

A. 提高效率　B. 反应及时　C. 节省资源　D. 加强协同

E. 社会参与

16. 储备的功能包括（　　）

A. 保障国家活动和社会生活的社会稳定功能

B. 保障公民安全的功能

C. 保障国民经济的宏观调控功能

D. 应对突发性巨灾具有自愿性保险功能

E. 尽可能满足工作需要的功能

## 三、案例分析题

# 2003年中国台湾某医院肺结核感染事件

（一）事件背景

中国台湾从1957年开始，每5年进行一次肺结核流行病学调查。中国台湾肺结核的发病率比较高，有报道称，中国台湾地区平均每30多分钟就会新增1名肺结核病患者，每6小时就有1人因肺结核死亡，肺结核的确诊率和病死率均居全岛传染病的首位。近些年来，因医院感染规则制度不完善，个别医务人员对医院感染及危害认识不足，导致肺结核院内感染数量出现上升趋势。院内感染已经成为结核杆菌传播的又一主要途径。

（二）事件原因

该院肺结核院内感染病例出现相当长一段时间后，相关部门才采取补救措施，已经无法确定第一例病例是在什么情况下感染的。这和医院对感染控制工作重视不够、感染制度执行不到位、医院内部管理松懈以及医务人员麻痹大意有不可逃脱的关系。

（三）时间过程

2003年4月，中国台湾某医院发现1名医护人员出现发热、消瘦症状，进一步检查诊断为肺结核，此后医护人员陆续发现几名肺结核院内感染病例。可是医院领导怕影响医院正常运营，不断对外强调这些肺结核感染患者不可能是在院内感染的。当地的疾病管制局接受了院方的解释，对此事件没有展开详细调查，就这样，完全不知情的民众还继续来该医院就医。

后来陆续有医护人员检查出肺结核，该院领导只好批准这些医护人员放假在家休息，目的是避免再传染给其他医护人员，给医院造成更大的损失。疑似感染者则要求继续上班，必须全程戴上口罩，但却不要求患者戴口罩，不想引起民众的恐慌。

随着时间的推移，该院发生肺结核的医护人员数量有增无减，疾病管制局对此事开展现场调查。调查发现感染肺结核的医护人员检出的结核杆菌与该院在4月份收治的2名肺结核患者的病菌相同。随后，疾病管制局委托该院组织全体医护人员进行体检，对可疑病例进行严格检查，同时对医院的每个角落进行彻底的消毒。

2003年12月9日，中国台湾卫生署疾病管制局对外公布该医院发生肺结核院内感染事件，有67名医护人员卷入这场风波中。此事还惊动了美国疾病预防控制机构，他们曾派专人对导致这次肺结核院内感染的传染源进行调查，但是没找到明确的原因。很多在此期间到过该医院就诊的民众害怕自己被传染上肺结核，纷纷向医院提出抗议。

（四）事件结果

该医院共通报了67个疑似病例，其中7人确诊患上肺结核病，1人排除，其余人须进一步确诊检查。但是医院开始时对此事件采取了隐瞒的态度，导致该院在民众中的信誉大打折扣。

（五）事件应对

事件发生后，各级卫生部门采取了一系列应对措施。

1. 开始医院否认出现院内结核感染事件，采取瞒报的手段，造成极坏的社会影响。后来在当地疾控部门的干预下，才对全院医护人员进行了2次肺结核胸透筛查，并对结核患者的房间进行彻底的消毒。已经确诊得病的医护人员，院方除了负责患者的全部医疗费用外，还给予2周的假期，令其在家里隔离休息。这次肺结核院内感染事件过后，该医院要求全体医护人员在院内时必须佩戴口罩，直到现在还在坚持这一制度。

2. 疾病预防控制部门最初对此事听信了院方的解释，没有进行仔细的调查。后来越来越多的医护人员出现了肺结核症状，才引起疾控部门的注意。为了控制传染病疫情的恶化，2003年6月和10月，疾控部门组织该院进行了两次全院性质的肺结核胸透大筛查。

3. 中国台湾卫生主管部门提出了3项卫生策略：首先，各级医疗体系密切合作，及早发现结核患者，对生活条件差、偏远地区的居民更要严格筛查；其次，在筛查时，除进行胸部X线检查外，还需要化验痰，所以卫生部门考虑到地理位置的可及性，选择了9家医院为结核病检查的定点医院；最后，为确保患者及时治疗，控制疫情的传播，在特殊情况下可以用“非典”时建置的负压隔离病房协助收治患者。

（1）评价事件应对措施，从中能得到哪些经验和教训？

（2）通过此次事件，在结核病防治方面你能得到哪些启示？

**四、情景模拟操作题**

第十二届全国运动会将在两年后的10月份在本省举行。省委、省政府高度重视运动会期间的突发公共卫生事件和突发公共事件的医疗救援工作，希望卫生厅（局）应急办提出运动会的保障计划。接到任务后，你是如何思考的？请写出你的保障计划。

# 附件 G　培训效果评价学员调查问卷

## 一、个人一般情况（培训后只需填写姓名）

姓名性别：年龄：

1. 您所在的单位：

2. 您的职称\职务：

3. 您的文化程度：①博士②硕士②本科③大专④中专及以下

4. 是否参加过应急管理方面的培训①是②否（如果选“否”，则直接回答第5题）

4.1 参加培训的次数

4.2 培训总共持续的时间（天）

4.3 是否在国外接受过培训①是②否

5. 您所学的专业：①临床医学②预防医学③卫生管理④其他

6. 目前您从事了卫生应急工作多长时间：

## 二、培训前各模块需求情况调查（仅培训前调查，内容根据实际培训情况调整）

您希望通过培训能在下列哪些方面得到提高（A-非常希望、B-希望、C-一般、D-不希望、E-很不希望，请在合适位置划√）

| | A | B | C | D | E |
|---|---|---|---|---|---|
| 1. 风险管理能力 | | | | | |
| 2. 预案制订能力 | | | | | |
| 3. 监测管理能力 | | | | | |
| 4. 物资储备能力 | | | | | |
| 5. 应急预警能力 | | | | | |
| 6. 应急响应能力 | | | | | |
| 7. 风险沟通能力 | | | | | |
| 8. 现场指挥能力 | | | | | |
| 9. 事件评价能力 | | | | | |

## 三、培训后各模块提高情况调查（仅培训后调查，内容根据实际培训情况调整）

通过此次培训，您觉得您在下列方面提高如何（A-提高很大、B-提高较大、C-提高一般、D-提高较小、E-没有提高，请在合适位置划√）

| | A | B | C | D | E |
|---|---|---|---|---|---|
| 1. 风险管理模块 | | | | | |
| 2. 预案编制模块 | | | | | |
| 3. 监测模块 | | | | | |
| 4. 物资储备模块 | | | | | |
| 5. 应急预警模块 | | | | | |
| 6. 应急响应模块 | | | | | |
| 7. 风险沟通模块 | | | | | |
| 8. 现场指挥模块 | | | | | |
| 9. 事件评价模块 | | | | | |

**四、卫生应急能力自评（注：如下标尺中的数据 1 代表最差，10 代表最强，请在合适位置划√）**

1. 您认为您“识别数据和信息来源，并进行合理分析和推论的能力”如何？即您的分析评价能力

1　2　3　4　5　6　7　8　9　10

2. 您认为您“理解并执行相关卫生法律法规和政策，以及编制和实施应急预案的能力”如何？即您的理解执行政策和编制应急预案能力

1　2　3　4　5　6　7　8　9　10

3. 您认为您“利用口头和书面等方式开展工作、以及向专业和非专业人员提供相关信息的能力”如何？即您的交流沟通能力

1　2　3　4　5　6　7　8　9　10

4. 您认为您“运用社会学、心理学、教育学、伦理学等开展工作的能力”如何？即您的多学科文化技能

1　2　3　4　5　6　7　8　9　10

5. 您认为您“进行卫生应急实践工作的能力”如何？即您的工作实践技能

1　2　3　4　5　6　7　8　9　10

6. 您认为您“运用卫生应急基础知识解决问题的能力”如何？即您的卫生应急基础知识技能

1　2　3　4　5　6　7　8　9　10

7. 您认为您“制订预算使用方案以及监督预算执行情况的能力”如何？即您的财政预算和管理能力

1　2　3　4　5　6　7　8　9　10

8. 您认为您“协调各方组织关系，解决问题，保证工作顺利开展的能力”如何？即您的领导和逻辑思考能力

1　2　3　4　5　6　7　8　9　10

# 附件H　学员满意度调查表

**满意度调查表1**

模块

| | 很满意 | 满意 | 一般 | 不满意 | 很不满意 |
|---|---|---|---|---|---|
| 您认为本模块内容实用性如何 | | | | | |
| 您认为本模块授课方式如何 | | | | | |
| 您认为本模块时间安排如何 | | | | | |
| 您认为本模块师资专业水平如何 | | | | | |
| 您认为本模块师资授课技巧如何 | | | | | |
| 您认为本模块理论授课环节如何 | | | | | |
| 您认为本模块小组讨论环节如何 | | | | | |
| 您认为本模块汇报点评环节如何 | | | | | |
| 您认为本模块桌面推演环节如何 | | | | | |
| 您对本模块总体满意度如何 | | | | | |

**满意度调查表2**

模块

（注意：1代表非常差，10代表非常好，请在合适的位置划√）

1. **您觉得本模块培训方式如何：**

1　2　3　4　5　6　7　8　9　10

2. **您觉得本模块培训时间安排如何：**

1　2　3　4　5　6　7　8　9　10

3. **您觉得本模块培训内容实用价值如何：**

1　2　3　4　5　6　7　8　9　10

4. **您觉得本模块培训师资专业水平如何：**

1　2　3　4　5　6　7　8　9　10

5. 您觉得本模块培训师资授课技巧如何：

1 2 3 4 5 6 7 8 9 10

6. 您对本模块理论授课的满意度如何：

1 2 3 4 5 6 7 8 9 10

7. 您对本模块小组讨论的满意度如何：

1 2 3 4 5 6 7 8 9 10

8. 您对本模块小组汇报与专家点评的满意度如何：

1 2 3 4 5 6 7 8 9 10

9. 您对本模块桌面推演的满意度如何：

1 2 3 4 5 6 7 8 9 10

10. 您对本模块总体满意度如何：

1 2 3 4 5 6 7 8 9 10

# 附件1　访谈提纲

1. 您之前是否参与过类似培训，如参加过，与本次培训相比有何不同，您觉得模块化培训的模式效果如何？

2. 您觉得本次培训各个模块的内容如何？

3. 您觉得本次培训总体时间以及各模块时间安排如何？

4. 您觉得“理论授课”“小组讨论”“汇报点评”“桌面推演”的混合授课方式效果如何？

5. 您对本次培训的师资有何看法？

6. 您觉得本次培训我们的组织管理情况如何？

7. 本次培训是否对您有帮助，如有，体现在哪些方面（知识、技能、态度、其他）？请具体谈谈。

8. 您对本次培训还有何其他的意见和建议？

# 附件J 培训远期效果问卷

经过一段时间的工作，您应当对本次卫生应急管理培训有了更进一步的体会，为了科学地评价本次课堂培训的远期效果，请您认真完成下面的调查表，您的意见和建议能够帮助我们提高培训的水平，谢谢您的参与及合作！

1. 结合您培训后一段时间的工作，您认为本次培训内容的实用性如何？

| | 很实用 | 实用 | 一般 | 不实用 | 很不实用 |
|---|---|---|---|---|---|
| 预案模块 | | | | | |
| 风险管理模块 | | | | | |
| 物资储备模块 | | | | | |
| 现场指挥模块 | | | | | |
| 预警模块 | | | | | |
| 响应模块 | | | | | |
| 风险沟通模块 | | | | | |
| 监测模块 | | | | | |
| 善后评价模块 | | | | | |
| 整个培训项目 | | | | | |

2. 您认为设计的九个模块是否满足了您的工作需要？

①是

②否。您认为还需要增加哪些模块

3. 您将所学知识运用到工作中的情况如何？

①能运用得上

②想运用但难以运用。原因是

③没有考虑运用

4. 您将所学知识以及培训资料与同事共享情况如何？

①能与同事共享知识或资料

②想与同事共享但难以实现。原因是

③没有考虑与同事共享

5. 本次培训对您哪些方面有明显的提高？（可多选）

①理论知识②工作技能③思维视角④工作态度和行为⑤没有提高

6. 您对本次培训还有何意见和建议？本次培训对您的帮助有何具体事例，请具体谈谈。

# 参考文献


[1] 王陇德. 卫生应急工作手册 [M]. 北京：人民卫生出版社，2005.

[2] 王喆，梁万年，邸泽青. 疾病控制机构卫生应急培训内容与方式探讨 [J]. 中国公共卫生，2009，25 (4)：408-409.

[3] 谭晓东，狄娟. 卫生应急学的学科形成与发展 [J]. 公共卫生与预防医学，2011，22 (3)：1-2.

[4] 蔡文玮. 培训效果的评价 [J]. 中国妇幼保健，1990，5 (3) 30-32.

[5] 翟丹. 论柯式模型在培训评价中的应用 [J]. 科技信息，2008，(18)：135-136.

[6] 马元梅. 柯式评价模式在企业培训评价中的实践 [J]. 中国培训，2008，(12)：37-38.

[7] 范婧. 基于柯式模型的中层管理者培训评价体系构建 [J]. 经济师，2011，(12)：53-54.

[8] D. L Kirkpatrick. Evaluation in The ASTD Training and Development Handbook [J], 2d ed. MeGraw- Hiaa (HY), 1976：249-312.

[9] Bramley, P. 1996 Evaluating training Institute of Personnel and Development (IPD).

[10] Hackett, P. 1997 Introduction to Training Institute of Personnel and Development (IPD).

[11] Kirkpatrick, D. L. 1996 Evaluating Training Programs: The Four Levels, Berrett-Koehler Publisher, San Francisco.

[12] 董洪学. 评培训项目的评价方法——评 Kirkpatrick "四层次评价法" [J]. 燕山大学学报，2003，4 (2)：75-78.

[13] 王全兴. CIPP 评价模式的概念与发展 [J]. 慈济大学教育研究学刊，2009，(5).

[14] 刘志军. 走向理解的课程评价 [M]. 北京：中国社会科学出版社，2004：14.

[15] 万伟，秦德林，吴永军. 新课程教学评价方法与设计 [M]. 北京：教育科学出版社，2004：14.

[16] 赵玮. CIPP 教育评价模式述评 [J]. 开放潮，2006 (4).

[17] Guerra-Lopez I J. Performance evaluation: Proven approaches for improving program and organizational performance [M]. San Francisco: Jossey-Bass, 2008: 108.

[18] Scriven M. Evaluation as a discipline [J]. Studies in Educational Evaluation, 1994, 20 (1): 147-166.

[19] 吴东泰. CIPP 评价模式在教学评价中的运用 [J]. 教学与管理，2002：23.

[20] 毛乃佳，林凤. 基于 CIPP 模型和柯式模型构建教师培训评估体系 [J]. 北京教育学院学报，2010，24 (4)：16-17.

[21] Daniel L. Stufflebeam. 评估模型 [M]. 苏锦丽，等，译. 北京：北京大学出版社，2007：

323-368.

[22] Stufflebeam, D. L. A depth study of the evaluation requirement Theory In to Practice 5 (3).

[23] 罗哲，易艳玲. 基于CIPP模型和柯式模型构建我国公务员培训评估体系 [J]. 中国行政管理，2007 (4)：40-42.

[24] Stufflebeam, D. L. . The CIPP Model for Evaluation. In D. L. Stufflebeam, & T. Kellaghan, (Eds. ), The International Handbook of Educational Evaluation (Chapter 2). Boston: Kluwer Academic Publishers. 2003.

[25] 彭川，朱广忠. 商务英语专业课程体系建设CIPP评价模式研究 [J]. 中国外语，2011，8 (2)：69-74.

[26] Antoncic, B. & Hisrich, R. D. Privatization. Corporate Entrepreneurship and Performance: Testing a Norniative Model [J]. Journal of Developmental Entrepreneurship, 2003, (10): 7-24.

[27] Ipek Kalemci. General Overview of Training Effectiveness and Measurement Models. Ticaret ve Turizm Egitim Fakultesi DergisiYil: 2005 Sayi: l. http: //www. ttefdergi. gazi. edu. tr/makaleler/2005/Sayil/155-169. pdf.

[28] 张议丹，郝艳华，吴群红，等. 对构建突发公共卫生事件应急培训评价模型的探讨 [J]. 中国初级卫生保健，2009，23 (8)：14-16.

[29] 金玥莲. 企业培训评估该如何进行——基于XM公司的分析 [J]. 经济论坛，2010 (7)：190-192.

[30] 高峰. 成人教育培训效果评价研究现状 [J]. 石油管理干部学院学报，2001，8 (2)：32-36.

[31] 周振环. 企业培训评估体系构想 [J]. 石油管理干部学院学报，2005，(3)：33-36.

[32] 邓敬荣. 部分国家公务员培训的做法和经验 [J]. 资料通讯，2006 (6)：14-18.

[33] 何海波. 浅谈企业系统性培训评估 [J]. 市场周刊·理论研究，2008：142-144.

[34] 蒋园园. 企业培训效果评估存在的问题及对策分析 [J]. 经营管理者，2011，21：256.

[35] 李春苗，林泽炎，裴丽芳. 企业培训设计与管理 [M]. 广州：广东经济出版社，2004：45-46.

[36] 詹俊川，赵新元，邓桂芝. 影响饭店培训绩效因素的实证分析 [J]. 旅游学刊，2001 4.

[37] 晏秋阳，曹亚克. 企业员工效果评估模式的探讨 [J]. 江西行政学院学报，2002，2.

[38] 张文贤，李利. 人力资本定价的研究前沿——企业培训投入产出计量模型 [J]. 科研管理，2004，12.

[39] 徐宝侠. 科学评估培训效果，加强企业人力资源开发 [J]. 经济与管理，2003 (9)：44-45.

[40] 钟定国. 培训效果评估的方法选择 [J]. 中国培训，2003，3.

[41] 牛睿. 中国国有企业培训问题与对策 [J]. 人才开发，2003 (7)：14.

[42] 张本超. 培训效果的模糊综合评估 [J]. 江汉石油职工大学学报，2005，18 (1).

[43] 王忠明，李庆俊，刘燕斌. 现代培训评估 [M]. 北京：中国人事出版社，1999.

[44]《2011-2015年全国卫生应急工作培训规划》的通知 [J]. 首都公共卫生，2011，5 (6)：241-243.

[45] 陈春晖，朱素蓉，陈飚. 上海市卫生监督机构突发放射卫生事件应急演练评估初探 [J]. 环境与职业医学，2011，28 (4)：200-203.

[46] 王亚丽，董铎，杨乐，等. 2010年全国地市级药品不良反应监测工作人员疑似预防接种异常反应监测培训及效果评估 [J]. 中国药事，2011，25 (5)：443-445.

[47] 朱小波，李静，王润茂，等. 2007年河北省卫生应急队员培训效果评价 [J]. 预防医学情报杂志，2008，24 (8)：588-590.

[48] 朱小波，王润茂，李静，等. 2007年河北省省市两级卫生部门中毒预案培训效果分析 [J]. 中华疾病控制杂志，2009，13 (3)：373-374.

[49] 郝冬梅，黄爱国. 疾控人员应急培训质量评价探讨 [J]. 中国卫生质量管理，2010，17 (2)：99-100.

[50] 丁鸿，李水明，林文婕. 深圳市龙岗区突发公共卫生事件应急培训效果评价 [J]. 中华疾病控制杂志，2010，14 (1)：26-28.

[51] 李晓惠，许四虎，夏俊杰. 深圳市医务人员全员应急培训效果评价 [J]. 中国公共卫生，2005，21 (5)：617-618.

[52] 胡淑华，李小芳，王重建，等. 提高县级疾病预防控制中心分析决策能力培训效果评价 [J]. 中国社会医学杂志，2006，23 (2)：115-118.

[53] 蒋春艳，张永茂，蒋鹤生，等. 突发公共卫生事件应急培训方法与效果回顾性研究 [J]. 河北医药，2008，30 (3)：386-387.

[54] 梁淑英，王重建，于二曼，等. 提高卫生应急管理人员分析决策能力培训效果评价 [J]. 中国公共卫生管理，2011，27 (5)：465-467.

[55] 戴政，陈慕磊，顾光，等. 应急培训项目实施质量及时效果评价 [J]. 中国公共卫生，2010，26 (6)：776-777.

[56] 蒋鹤生，李克，惠敢. 浅议应急卫生培训工作质量的评价 [J]. 白求恩军医学院学报，2007，5 (3)：180-181.